Ⓢ新潮新書

松永正訓
MATSUNAGA Tadashi

ドキュメント 奇跡の子

トリソミーの子を授かった夫婦の決断

1033

新潮社

はじめに――小児外科医が出会うさまざまな家族

小児クリニックで日々診療を行っていると、家族ってなんだろうかと考え込むことがある。

私が医師になったのは、1987年、昭和の終わりだった。これまでに見てきた家族の数はいったいどのくらいなのか、見当もつかない。家族にはいろいろな形があり、価値観も人生観もさまざまだ。それぞれの家族に個性があり、似ているようでもどの家族も違った形をしている。

私は2006年まで小児外科医として大学病院の医局に在籍していた。その19年間で、先天異常を持って生まれた赤ちゃんに手術を行ったり、小児がんの子どもに手術や抗がん剤治療を行ったりしてきた。単に医療を施すだけではなく、その家族の進む道を自分なりに全力で支え、家族との間に深いかかわりを持った。

病気を持った子どもを授かったときに、家族はどう生きるかを問われることになる。重い病気は現代の医療でも治すことはできず、病気は障害となって子どもに一生ついて回ることもある。その重さは当事者にしかなかなか分かり得ないだろう。

我が子に愛情を持たない親はいないと信じたいが、重い病気の子を生まれる前に諦める家族もいる。生まれたあとに、病気の重さに心が耐えられなくなって我が子の命を諦める親や、病気を受容できない家族もある。

大学病院を辞め開業医となった私は、診療の傍らに地道に執筆活動をしている。これまでに障害児の受容をテーマに何冊もの本を書いてきた。障害児を受け入れることは容易ではなく、綺麗事だけでは済まない難しい問題を含んでいる。受容への道のりは長く曲がりくねったもので、家族は時間をかけて受け入れる心境に到達していく。さらに言えば、その途中で止まっている家族も見てきた。

一方で、乗り越えるべき受容の困難を、我が子への愛情で一気に飛び越え、あらん限りの愛情でひたすら我が子を守ろうとする家族もいる。高齢出産が進んだ現在、授かることができる子どもの数は少なくなっている。その数少ない我が子に病気や障害があっても、その命を大事にしようとする夫婦が、以前に比べて増えている気がする。実際、そういう相談を受けることが多くなった。

現代の家族の姿とはどういうものなのだろうか。簡明な言葉で述べるのは困難かもしれない。

我が子に病気や障害がなくても、虐待に走る家族がいることを私たちは知っている。私のクリニックに対して、数年前に児童相談所から身体的虐待を受けた子の診察依頼があった。私が小児外科医だからだろう。怪我の診察と治療をお願いされたのだ。それを機会にこれまで何人もの被虐待児を診てきた。体に残る凄まじい虐待の痕を見て、この子はこの先どうやって生きていくのだろうかと暗澹たる気持ちになったことが何度もある。

だから、家族とは何かという問いに対して簡単に結論は出せない。結局、いろいろな答え方があるというのが回答になってしまうだろう。私はそれでも、ある一つの家族を通して、我が子に対する家族の愛情を信じてみたくなった。その家族はある意味で「特別」かもしれないが、その「特別」の中に、何か「普遍的」なものが含まれているような気がした。

私が知り合った夫婦は、18トリソミーの女児を育てていた。18トリソミーとは、第18

番染色体（18番目に大きい染色体）が、３本になっている状態をいう（通常は父母から１本ずつもらうので、合計２本）。生命の設計図に大きなエラーがあるので、脳や心臓や消化器などにさまざまな先天性疾患を合併する。

１歳まで生きる子は10％。医学書にはそう書かれている。そして通常は医療的に治療の対象にならないとも書かれている。

こうした重い先天性疾患が胎児期に判明したら、読者のみなさんはどういう選択をするだろうか。命の継続を望むだろうか。重い病気がいくつもあった場合、そのたびに危険を承知で手術を望むだろうか。それともどこかで諦めるだろうか。

そしてもし、その子が亡くなったら、そのあとの人生を、家族としてどうやって作っていくだろうか。

女性の名前は小机《こづくえ》（高津）笑《えみ》さん。夫は小机航《わたる》さん。二人とも司法書士でそれぞれが自分の司法書士事務所を運営している。法律を仕事とする二人は、勉強が好きで、まじめであることが共通している。

笑さんは、「パパのようなママ」と友人から言われることがあり、芯が強く前向きに生きる人だ。航さんは、自称「社交的な根暗のオタク」で、包容力とユーモアのある人だ。

笑さんはSNSに我が子のことを書いていた。その文章には深い愛情が横溢していた。言葉の一つひとつに慈愛が満ちており、読み手を優しい気持ちにさせるものだった。彼女の文章を読んでいるうちに、家族愛というものを虚心坦懐に信じてもいいような気持ちになった。このご夫婦に話を聞くことができれば、家族の結びつきとはどういうものなのか再発見できるのではないかと考えた。

2023年4月に私はご夫婦に長時間のインタビューをお願いした。その後、インタビューを繰り返し、できあがったのが本書である。この家族の生き方を通じて、家族のあり方というものを読者のみなさんと考えてみたい。

多くの議論があるのは承知しているが、本書では「障害」という言葉を使った。「障がい」や「障碍」は使っていない。障害とは、人と社会の接点で生まれるものであり、障害の原因は社会の側にあるのであるから、言葉をぼかす必要はないというのが理由である。またご夫婦の名前は、二人に相談の上、敬称を略させていただいた。

〈写真提供〉
小机（高津）笑
〈イラスト〉
松永夕露

ドキュメント　奇跡の子　トリソミーの子を授かった夫婦の決断◆目次

1章　18トリソミーと宣告された日

胎児超音波検査

胎児超音波検査を終えて、笑と航は診察室に移動した。そこには硬い表情の医師が待っていた。産科の部長医師だ。

「これが超音波の写真です。ここが赤ちゃんの胸の中。ぐちゃぐちゃした塊りがありますね。これは腸です。お腹の中の腸が左の胸の中に入り込んでいる横隔膜ヘルニアの状態です。横隔膜に孔が開いているため、こうなっているわけです」

「……」

笑たちは説明の続きを待った。

「こうして腸が胸に入ると左肺が成熟できません。さらにこの腸が、心臓を右の方向へ押しているので、圧迫された右の肺も形成不全になります。横隔膜ヘルニアは大変治療が難しい先天奇形です。それから心臓。心室中隔欠損症という心奇形があります。しかしそれ以上に問題なのは……」

この病院へ来る前、笑は横隔膜ヘルニアの可能性についてはすでに聞かされていた。また、染色体異常の可能性についても少し触れられていた。

「両腕の肘から先が短く、曲がっています。また脈絡叢嚢胞《みゃくらくそうのうほう》といって、脳の一部に少し水が溜まっています。こういうときに考える疾患は18トリソミーです。つまり染色体異常です」

笑は胸が重くなった。

「このあと、どうなるのでしょうか?」

思わず聞き返すと、医師は硬い表情のまま続けた。

「18トリソミーの子は、体が弱いので手術に耐えられません。それどころか、生まれてすぐに呼吸ができなくて命が果てるかもしれません。よってうちの病院では手術はしません」

きっぱりとした口調だった。さらに医師が続けて言う。

「そういう意味ではうちの病院へ来ても、他の病院とうちの病院でできることに変わりはありません。死産になる可能性もあるし、生まれて数時間の命ということも十分あり得ます」

突き放されるように言われて笑は、絶望的な気持ちになった。同時に医師の冷たい説明に反発のようなものを覚えた。

「では……では、死ぬために生まれてくるようなものですね？」

医師は答えなかった。その代わり、質問を返してきた。

「妊娠を継続しますか？」

胎児は20週になったところだった。21週6日までなら中絶が可能だ。

「中絶した方がいいのでしょうか？」

問い返すと医師は、「それは家族で決めることでしょ？」と淡々と言った。

笑は、たとえどんなに重い障害が見つかっても、それを受け入れて、命が続く限り妊娠を継続したいと思っていた。そして生まれたら一生懸命育てたいと強く思った。

「18トリソミーでほぼ間違いありませんが、まだ確定ではありません。確定診断のためには羊水検査というものがあります。もし検査を受けるのであれば明日以降になります。子宮に針を刺して羊水を20ccくらい抜き取ります。その羊水の中には胎児の細胞が混じっているので、その細胞の染色体を分析します。それが羊水検査です」

医師の説明はそれで終わりだった。

帰りの車の中で、笑は納得できない気持ちで胸が苦しかった。航にその気持ちをぶつけると、航も同じ思いだった。二人とも法律を仕事にしているからそう思ったのかもしれない。「18トリソミーには手術をしない」という理由づけに二人は説得力を感じることができなかった。

本当にそうなのだろうか。病気を持って生まれてくる赤ちゃんに対して、何も治療をしないという医療方針ってありえるのだろうか。何のためにこの病院へ転院してきたのか。笑には割り切れない気持ちしかなかった。

医師から「治療はしない」と言われたものの、もし、18トリソミーでなければ大変なことになる。検査を受けて、18トリソミーなのかどうかをはっきりさせようと決めた。2018年9月のことである。

体外受精という選択

笑は23歳で不動産関連企業に就職し、6年後に法律事務所でパラリーガルとして働くようになった。法律に興味を持ち、37歳のときに合格率3％と言われる司法書士の試験に受かった。合格後に一緒に研修を受けたのが航だった。笑は研修を終えると自分の司法書士事務所を開いた。航も自分のオフィスを持った。

司法書士の仕事は激務である。30代の笑は、1日16時間働いた。土日も勤務することがあった。深夜2時まで働いて、朝7時から勤務を開始することも普通だった。

クライアントから依頼があれば、絶対に断らない。だから激務になる。仕事をセーブしようとすれば、ライバルの司法書士事務所に遅れをとる。この業界は、司法書士の「資格」だけでは到底生き残っていけない。「資格」は入口に過ぎない。激しい競争があって、勝ち組と負け組がはっきりと分かれる。だから独立して開業しても、10年後にサバイブできるのは、10分の1程度と言われている。

研修を通じて二人は顔見知りとなっていたが、最初はそれ以上の仲ではなかった。ただし、まじめに勉強するタイプなのは二人に共通していた。一方で、航にはゴルフという趣味があり、笑は仕事仲間とガールズバンドを組んでベースギターでロックを奏でたりすることもあった。ゴルフも好きだった。

40歳を超えて笑は司法書士のランニングサークルに入った。そこで航と再会し、仲を深めた。2017年のバレンタインデー。六本木のレストランでの食事中に、笑は航からプロポーズを受けた。その年の4月には結婚指輪を交換し、入籍をした。超ジミ婚である。このとき笑は43歳。航は3歳年下である。

二人は子どもが欲しかった。だが笑の年齢を考えると、自然妊娠を待っていると、授からない可能性がある。笑たちの周りには、不妊治療を受けて赤ちゃんを授かった友人が何人もいた。東京の大都会の中で働くカップルにとっては、不妊治療を受けるというのはハードルがそれほど高くないことだった。

笑たちが選んだのは新宿のクリニックだった。友人の勧めである。ここの不妊治療は妊娠率が高いと評判だった。クリニックを訪れた笑たちは医師から説明を受けてすぐに体外受精に踏み切った。これが最も確実で早く授かる方法だった。

笑の体外受精はスムーズに進んだ。命が宿り、二人は喜びを分かち合った。また、そのクリニックで、妊娠に関していろいろな情報に接することができた。13トリソミー、18トリソミー、21トリソミーという染色体異常の病気があることも知った。よく聞くダウン症とは21トリソミーのことだと知ることになった。

赤ちゃんを生む病院

赤ちゃんを生む病院を決める必要がある。住まいからは、愛育病院と日本赤十字社（日赤）医療センターが近かった。どちらも一流病院である。日赤医療センターが総合病院であるのに対して、愛育病院はＮＩＣＵ（新生児集中治療室）を備えた産科病院だった。

周りの友人たちが、愛育病院で生んでいることが多かったこともあり、笑は愛育病院を選んだ。10階建て、１６０床の病院は、明るい色の煉瓦が外壁に使われた美しく威厳のある佇まいだった。中に入ってみると、入口近くにコンシェルジュのような係の人がいて、内装はホテルのような豪華さだ。セレブ感が漂っていた。

妊娠は順調に進んだ。笑は一切仕事を休まず、今までのペースで事務所の運営を継続した。産休もなければ育休もない。そう思っていた。

定期的に妊婦健診に笑は通った。そして妊娠20週のとき、胎児超音波検査をしている産科医の手が止まった。

「これは……横隔膜ヘルニアかもしれません」

笑は「えっ」と思った。初めて聞く疾患名だった。

「胸とお腹を分ける横隔膜に孔が開いていて、お腹の中の腸が胸に入ってしまうんです。そうすると肺がうまく育ちませんので、生まれてくるとすぐに呼吸困難になります」

「手術で治るんでしょうか？」

笑は恐る恐る尋ねた。

「横隔膜ヘルニアは、単に手術で孔を塞ぐだけではなく、集中治療で全身管理が必要なんです。そういう意味ではとても難しい病気です。当院にも小児外科がありますが、うちでは治療はできません」

「それではどうすれば……」

「横隔膜ヘルニアの治療に関して日本で最高レベルのX病院を紹介します。そちらへ行ってください。ただちょっと、赤ちゃんの腕が少し短いように見えるのが気になるんです。染色体異常でなければいいんですが。腕の状態もあちらの病院でよく診てもらってください」

笑たちは不安を抱いたが、横隔膜ヘルニアに関して最高レベルの治療ができると聞き、期待を込めてX病院に転院したのだった。だがそこで聞かされたのは、最高レベルの治療ではなく、「治療はしない」という宣告だった。

2章　新しい病院へ

さくらちゃんママのブログ

笑と航は18トリソミーについて調べた。まずはノートパソコンを開いて検索することから始めた。調べ物は得意だった。仕事柄、勉強することは習慣化しているし、好きだった。

18トリソミー。18番目の染色体が3本ある状態。1本少なければ異常が出るという理屈は分かりやすいが、1本多いとなぜ異常が出るのか、その理由ははっきりと分かっていないという。染色体の番号が大きいほど、染色体のサイズは逆に小さい。おおまかに言って、染色体のサイズが小さければ載っている重要な遺伝子の数も少ない。

だから21トリソミーであるダウン症は患者が比較的多いし、障害の程度も穏やかだ。18トリソミーは、3500〜8500人に一人の割合で生まれる。13トリソミーは、5

000～12000人に一人の割合で生まれる。13トリソミーも18トリソミーも、心奇形や脳の形成不全などの重篤な障害を合併する。

13、18、21以外のトリソミーは存在しない。そういった受精卵は流産になるので、生まれてこない。正確な数は不明であるものの、妊娠早期の流産はほとんどが染色体のトリソミーという説も有力だ。

18トリソミーも、生まれてくること自体が奇跡的だ。18トリソミーの受精卵は着床しても94％が流産・死産になり、生まれてくる確率は6％に過ぎない。

生まれながらの合併奇形は脳や心臓だけに留まらず、多数の臓器に及ぶ。予後は著しく不良で、従来の医学書には1か月の生存率は50％、1年の生存率は10％と書かれていたらしい。

笑たちは調べれば調べるほど、18トリソミーは医療から見放された病気であることが分かってきた。「積極的な治療はしない」とか「看取りだけを行う」とかそういう言葉が目についた。

また横隔膜ヘルニアも大変予後の悪い病気と知った。全体の治療成績は75％だが、これは軽症例も含めた数字である。この病気は診断が早期であればあるほど成績が悪くなる。ふつうの病気は早期発見で治療成績がよくなるが、横隔膜ヘルニアは逆だった。胎児期の早い段階からヘルニアがあると肺が成熟せずに、生まれたあとに自力では呼吸できないのである。胎児超音波で横隔膜ヘルニアが見つかり、肺の容積が小さい場合、生存率は30％未満だという。

笑は勉強すればするほど、疑問が深まった。

18トリソミーは、重い多発奇形を伴うから予後が悪い。だから治療しない。それって論理が矛盾していないだろうか。医学が進んだ今日、心臓の病気でも横隔膜ヘルニアでも治せる子は治せる。治そうとしないから、予後が悪いのであって、できる限りの治療を受ければ予後が悪いということはないのではないか？　18トリソミーという染色体異常だけで、子どもが亡くなることはないのではないかと笑には思えた。

18トリソミーで横隔膜ヘルニア。こうした赤ちゃんを治療してくれる病院はないだろうか。笑は必死で検索した。18トリソミーの子を育てた親のブログがけっこう見つかる。体験談は心強い。淡白な医師の説明よりも、はるかに心に響く。必死になって我が子を育てている同じような境遇の親がいることが、それだけで心の支えになった。

次から次にブログを読みまくっているうちに、ある母親のブログに行き当たった。さくらちゃんのママが書いたものだ。さくらちゃんは、18トリソミーで横隔膜ヘルニアだった。「手術を受けた」と書いてある。

数年前に東京で生まれて、妊娠中に横隔膜ヘルニアの診断を受け、生まれてから手術を受けたという。ただ、手術は成功したものの、その後、家に帰って家族と共に楽しく暮らしていたが、数年後に風邪をこじらせ呼吸器疾患で亡くなったと綴られていた。

でも、18トリソミーでも横隔膜ヘルニアの手術をしてくれる病院が実在する。そのブログに笑は吸い寄せられた。

ところが、そのブログには病院名が書かれていなかった。笑は過去に遡ってどんどんブログを読み進めた。深夜になっていた。病院の名前は伏せられていた。「○○病院」としか書かれていない。病院の中にはタリーズコーヒーがあるとの記述があった。しかしそれでは探しようがない。一体どこだろう？

そのとき、笑の目はある一文に釘付けになった。さくらちゃんのママが買い物をしたあと、さくらちゃんのいる病院に戻る際、「渋谷駅から病院行きのバスに乗った」という文章があった。笑は、仕事で渋谷を通ることが多い。だから渋谷駅のことには詳しかった。

渋谷からバスに乗って行くことのできる病院はいくらでもあるが、「病院行き」という行き先表示がバスに掲示されているのは、日赤医療センターしかない。このバスは「日赤医療センター行き」のことだ。ついに見つけた！

時刻は午前2時過ぎだった。隣で航が寝ている寝室で、布団の中の笑は興奮してガッツポーズをした。ここに行けばいいのだ。

絶対にここに転院しよう。そしてお腹の赤ちゃんをこの病院で生みたい！

妊娠は継続します

その後、笑は羊水検査を受けた。そして結果を聞きに行くことになった。その日、航は札幌に仕事で出張だったため、笑は一人で結果を聞きに行った。

診察室に先日の医師がいた。やはり硬い表情だった。医師は数十枚の厚さの書類を取り出した。そのうちの1枚を渡される。そこには染色体の絵が描かれていて、18番目の染色体が3本になっていた。

「診断は18トリソミーです。これで確定です」

「……」

笑は何も言えなかった。しかし、別にショックはなかった。そんなことは前回の超音波検査ですでに分かっている。今さら確定と言われても動じなかった。

（それがどうした）

笑は冷静だった。18トリソミーであろうがなかろうが、私たち夫婦の可愛い赤ちゃんには変わりがない。20週になってもお腹の中で生きているなんてすごいじゃないか。なんて強い子なの。笑は、親として子どもにできる限りのことをしてあげたいと心の中で声を上げた。

医師はそれ以上、何も説明しなかった。そして質問を浴びせてきた。

「どうしますか？　妊娠は継続しますか？」

「継続します」

笑がそう言うと、医師は電子カルテのPCに向かって文字をカタカタと打ち込んだ。

「妊娠継続を希望」と書いているのが見えた。

笑は、わざわざ何でこんなことを書くのだろうかと疑問を感じた。そうか、大抵の人は中絶を選ぶのだと腑に落ちた。そうした医師の態度を笑は冷めた目で見ていた。

だが、今日は結果を聞いて終わりではない。大事な用件がある。

「あのう……こちらで羊水検査を受けてお世話になったのですが、私たち夫婦は仕事をしていてとても忙しいのです。ここまで通うのは遠くて大変なんです。自宅と職場の近くにある日赤医療センターに転院して出産したいんです」

笑は、積極的な治療を望んでいるからという理由は持ち出さなかった。それを言い出すと、同じ周産期母子医療センターとして東京都から認定されているX病院と日赤医療センターとの間で、転院するのが難しいかもしれないと思ったのだ。

転院という言葉を出すと、医師は「え、うちで生まないの？」と軽く身を乗り出してきた。

医師は気が楽になったのかと笑は思った。

「日赤医療センターだね。電話をかけてあげるよ」

医師はそう言って笑の目の前で受話器を握った。交換手に日赤の産科の名を告げてちょっと待ち、電話が繋がると医師は切り出した。

「羊水検査で18トリソミーと確定して、横隔膜ヘルニアと心奇形があります。母親は仕事が忙しくて近くの日赤への転院を希望しているんです。受け入れてくれますでしょうか？　はい、はい、ちょっと待ってます」

受話器からは保留音が聞こえてきた。

笑は身を固くしてその保留音を聞いた。心臓がドキドキするのが分かった。

思ったより早く保留音が止まった。

「そうですか。それでは紹介状を書いて母親に渡しておきますので、よろしくお願いします」

これでやっと出産する病院が決まり、笑はホッとした。重症の赤ちゃんをすぐさま受け入れてくれるのは、日赤にそれだけの実力と経験のある証しかもしれない。また、X病院の産科の責任者が直に電話してくれたことも、すぐに引き受けてくれたことに影響したのかもしれない。

いずれにしても自分は幸運だと思った。生まれてから赤ちゃんを日赤に搬送するなんてたぶんできないはずだ。生まれる前に日赤へ行けることになって、笑はまず一つ親としての義務を果たした気持ちになった。

電話を切ると医師は電子カルテに向かって紹介状の文章を入力し始めた。笑は当初、出産する病院を愛育病院と日赤医療センターの二つで迷って愛育病院に決めた。今は日赤医療センターが唯一の希望になっている。それを考えると少し複雑な気持ちだった。

紹介状を受け取り、笑はX病院をあとにした。

その子に合った治療

その夜、笑は航と共に、病院からもらった羊水検査の結果の書類をテーブルに広げていた。何十枚もあってそのほとんどが英語だった。医師からは「18トリソミーで確定です」の一言があったのみで、この英文については何の説明もなかった。今さら翻訳して読んだところで18トリソミーの事実は変わらない。二人は読む気も起こらなかった。

検査結果には日本語の書類も入っていた。18トリソミーの一般的な説明が書かれており、その中にこういう一文があった。

「羊水検査を受けて18トリソミーと確定した場合、出産までに67・5％が流死産に終わると言われています」

分かってはいたことだったが、かなりの確率の高さに笑はショックを受けた。こういう大事なことを何で医師は説明してくれないのだろう。「ちゃんと説明してほしかったね」と笑は航につぶやいた。

お腹の中の赤ちゃんはいつ心臓が止まるか分からない。それを考えると笑は怖かった。

子どもの死に怯えながら妊婦はどうやって生きていけというのだろうか。でも、笑は前向きに気持ちを切り替えた。これが現実なので仕方ない。絶対に諦めない。

「なんとかがんばって生まれてきてね」

笑はお腹に向かって言葉をかけた。


翌週、笑と航は自家用車で日赤医療センターに向かった。朝9時の予約だったので、その15分前に到着するようにした。病院は、採光を十分に配慮した建物で、ガラス窓が壁一面に広がっていた。13階建の威容を誇り、病床数は700を超えるという超近代的な巨大病院だった。正面入口から入ると、広い待合ホールの一角にタリーズコーヒーがあった。それを見て、笑たちは「ここに間違いない!」と確信した。

受付に行ってみると、すでに診察券が発行済みになっていた。病院から歓迎されているようで笑はうれしかった。

体重測定・尿検査・血液検査を受けてから、笑は産科の診察室の前で待った。少しして名前を呼ばれる。部屋に入るとカラッと明るい雰囲気の女性医師が待っていた。

紹介状を読み終えていた女医は、「では早速、超音波検査をやってみましょう」と検査室へ笑を誘導した。

暗い部屋でお腹を出し、エコーゼリーの塗られたプローブが押し当てられる。笑は医師と一緒に超音波のモニターに目をやった。脳・心臓・肺・腕と医師は順番に確認していく。そう言えば、X病院で超音波検査を受けたとき、暗い検査室で研修医と思われる見学の医師が立ったまま目をつぶって眠りそうになっていたのを思い出した。部屋が暗いし、研修医は激務だろうから眠くなるのは分からないでもなかったが、あれはちょっと印象がよくなかった。

超音波検査が終わって笑と航は診察室に招かれた。女性医師の診断はX病院の診断と概ね同じだった。ただ決定的に違っていたのは、最も大事な治療方針だった。

笑の方から話を切り出した。

「前の病院では、18トリソミーで横隔膜ヘルニアがある場合、治療は行わないと言われたんです。死産になるかもしれないし、生まれてすぐに亡くなるかもしれませんと。治療をしても助からないので、治療はしないという説明でした。私たちは納得がいかないんです」

女医はすぐに軽やかな声で返事をした。

「18トリソミーに関係なく、普通のお子さんと変わらず、その子に最もふさわしい治療を行います。それでよろしいですね？」

笑の心はパッと明るくなった。心の中で（えー！）と叫んでいた。

「ご存知かもしれませんが18トリソミーは、治療しないと1年生存率が10％です。でも、治療をすれば30％になります。さらにうちで治療をすれば50％になります」

今度は（えええーーー!!）と叫んでいた。

病院によってここまで対応も、治療成績も違うのだ。笑には衝撃的だった。お腹の子が生存の方の50％に入るかどうかは分からない。だけど、少しだけ希望を持つことができる。最大限の治療を受けて、できる限りのことをやってもらったら……もし命が果てたときに受け入れられる……かもしれない。

笑と航は医師に「これからよろしくお願いします」と頭を下げた。医師は明るく「産科と新生児科と小児外科と心臓外科と麻酔科で力を合わせてやっていきますね」と言ってくれた。

帰りの車の中で笑は航に語りかけた。

「私たちは恵まれているかもしれないね。東京の都心にいて、医療機関の選択肢があるんだから、それってすごく幸せなことだよね」

お腹の赤ちゃんの闘病はこうしてようやくスタートラインに立った。

３章　育む日々

胎動

妊娠は23週に入っていた。妊娠初期の頃はつわりがひどく、体力的にきつかったものの、自営業なので仕事は継続していた。30代の頃は深夜２時まで働いていたが、妊娠が分かってさすがに21時くらいには終えていた。ところがまた仕事が増えてきて、帰宅しても仕事の続きがあるため、気がつけば深夜の１時という生活になっていた。

ただ、肉体を使うわけではない。デスクワークである。自分では無理をしているという実感はないし、赤ちゃんに影響はないと思える。

（でも……）と笑は考える。（何のために仕事をしているのだろうか）と。

日赤医療センターを受診して治療に希望を持てたのは事実だ。だけど前の病院で、死産になるかもしれないし、新生児死亡するかもしれないと宣告されたことが頭にこびりついて離れない。ちゃんと生まれてくれるのか。生まれてきたあと、生き続けてくれるのか。

（仕事が忙しいから正気を保てているのかもしれない）

笑は自分のことをポジティブな人間、強い人間と考えている。でも、お腹の赤ちゃんの数々の病名と今後のことを考えると、不安が胸いっぱいに広がり恐怖で気が変になりそうだった。

24週になった。赤ちゃんの推定体重は560グラムだった。ある日、笑は胎動を感じた。想像していたのとはちょっと違っていて、とても頼りないものだった。

ポコポコ、ポコッ。

赤ちゃんが元気に動いているという感じがちょっとしない。

（まだ560グラムだからかな？）

それでも笑は嬉しかった。すぐに航に伝えた。二人は胎動を喜んだ。笑は毎日毎日、いつ赤ちゃんの心臓が止まってしまうのか、そればかりを心配していた。かすかな胎動でも感じることができれば大きな安心になった。

この頃、夫婦は赤ちゃんの名前を決めた。女の子ということは分かっていた。名前は

「まれ」ちゃんだ。希望の希と書いてまれちゃん。

この子は夫婦にとって希望の子だ。マレな確率の病気になり、だけど、どうしても「うマレて」欲しい子。名前を決めた日から夫婦はお腹に向かって「希ちゃん、希ちゃん」と呼びかけた。

この頃から笑は、お腹の張りがかなりきつくなっていた。医師からは羊水過多と言われていた。胎児は羊水を飲みこみ、それを尿として体外へ出す。この循環によって羊水は一定の量を保つ。医師の説明では横隔膜ヘルニアがあるために羊水を飲み込めず、その結果、羊水過多になっているとのことだった。

それにしてもお腹の張りがきつい。

医師からは「1リットルから2リットルくらいは羊水が抜けるくらい多いですね」と言われた。通常の妊婦の羊水は800ミリリットルくらいだというから、相当溜まっていることになる。

(そうか希ちゃんはたくさんの羊水の中に浮かんでいるんだ。だからキックが弱いのかもしれない)

笑は胎動がもう一つ弱い理由をそんなふうに解釈した。

結婚披露パーティー

笑は、絶対に希ちゃんを無事に生もうと思っていた。生まれた希ちゃんにどうしても会いたい。生んでみせる。そういう思いがある一方で、希ちゃんの命がいつ果てるのかという不安も常に持っていた。

今、お腹の中に希ちゃんが生きているなら何か記念がほしい。思い出を作りたい。考えてみれば、航とは指輪の交換をしただけで、ウェディングドレスも着ていない。

そうだ！ マタニティ&ウェディングフォトを撮ろう。笑が航に相談すると、航も大賛成だった。笑はAmazonで18000円のウェディングドレスを買った。これはコスプレに使われるものだろう。そういうことは気にしない。

二人は、友人の写真家であるKota Araiさんに写真を撮ってもらった。せっかく写真まで撮ったのだから、友人を集めて結婚披露パーティーを開催するのはどうだろう。希ちゃんが生まれてきても、最初はNICUに入るはず。みんなにお披露目することはできない。だったら、結婚披露パーティーで、友だちのみんなに希ちゃんのことを伝えたい。そしてみんなにお腹を撫でてもらいたい。それが笑の希望だった。

会場は麻布にあるレストランを予約した。ここなら自宅からも日赤医療センターからも近い。車を使えば10分で行ける。破水しても緊急事態に対応できる距離だろう。1か月前に急遽決めたパーティーなのに、友人たちに声をかけると55人もの人たちが参加すると言ってくれた。

日々忙しく、パーティーの準備がなかなか進まず、3日前になって慌ててウェルカムボードなどの準備に手をつけた。こういう作業は忙しい二人が分担すると却って効率が悪い。笑は、自分一人でやるからと航に言ってあった。

「あなたは、当日着るタキシードだけレンタルで手配しておいてね」

ところが、3日前になっても航は仕事が忙しくてレンタルができていなかった。笑は「もー！」と腹を立て、航に言い渡した。

「タキシードが借りられなかったら、あなたは、ハロウィンで着たガンダムのシャアの衣装を着なさい！」

航は慌ててレンタルショップに連絡をとってすぐにタキシードをゲットした。東京って便利だなと笑は驚き感心した。

パーティー当日になった。立食形式の会場は友人や仕事仲間でいっぱいになった。最初は軽い飲み会程度のものを考えていたが、いざ開催してみればかなり本格的な結婚披露パーティーになっていた。笑と航は、ウェディングドレスとタキシードに身を包み、パーティーの主人公となった。広いテーブルにはグラスワインとオードブルがずらりと並んだ。

ケーキに入刀し、人前結婚式の形式で宣誓書を読み上げた。パーティーには、笑たちのもう一人、いや、もう一匹の家族であるミニチュアダックスフンドのレオも来ていた。結婚証明書に二人が署名したあと、そこにレオの肉球をサインとしてペタンと押した。

パーティーの最後に二人は挨拶に立った。航はときどき笑いをとりながらそつなく挨拶を終えた。次は笑の番だ。

「私はいま、妊娠8か月です。今まで子どもというのは普通に生まれてくるものだと思っていました。でも、12人に一人が流産を経験し、50人に一人が死産を経験します。生まれてきても、病気と闘っている子どもたちや家族がたくさんいます。自分が妊娠して、初めていろいろなことを知りました」

会場は静かになった。

「私のお腹の赤ちゃんには、18トリソミーという染色体異常と横隔膜ヘルニアという重い病気があります。これからどうなるか分かりませんが、一生懸命自分たちにできることを考えて頑張っていきたいです。結婚して夫婦になったので、夫を支えます。子どもはもちろん二人で力を合わせて全力で支えます。そして……そして私は今の仕事を責任を持って人生を懸けてやっています！　これからも仕事を頑張ります。どうか応援してください！」

一斉に拍手と歓声が巻き起こった。

羊水除去

結婚披露パーティーから10日経ち、妊娠9か月に入って羊水過多はさらに進んだ。このままでは早産や前期破水の危険があるため、羊水を除去することになった。笑は日赤医療センターに入院した。もちろん、仕事用のノートパソコンも持ち込んだ。

入院翌日の午前10時に笑は分娩室に入った。部屋には医師が3人いた。全員女性だ。笑がベッドに横になっていると、3人が道具を用意しながら明るく喋っている。

そのとき、突然一人の女医が笑に話しかけてきた。

「あのー、気になったことを聞いていいですか？」

「それはマツエクですか？」

笑は「あ！」と思った。入院するときにマニキュアは落としたけれど、マツエクはそのままだったのだ。

「そうです。マツエク、だめですか？　そう言えば、最初にかかっていた愛育病院はマニキュアとマツエクは禁止だったんです」

するとと女医はちょっと驚いたように声を出した。

「マツエクがだめな理由って何？　それ、分からないよねー！」

笑は心の中で（確かに……）と呟いた。そして弁解するように言った。

「お腹の赤ちゃんの早めの披露も兼ねて、先週、結婚パーティーをやったんです。マツエクつけて、そのままで……」

すると別の女医も話に入ってきた。

「えー、結婚パーティー、どこでやったんですか？」

「麻布十番です」

「うわ！　オシャレ！」

そんな会話をしているうちに、笑の腹部には消毒液が塗られ、チクリと局所麻酔注射が打たれた。エコーのプローブが腹部に触れ、子宮の中の赤ちゃんの位置を医師たちが探っている。

「それでマツエクなんですね」

ズブ！

いきなり刺された。

そこから先はひたすら待つだけだった。部屋にはテレビドラマ「コウノドリ」のサウンドトラックが流れていた。日赤医療センターはこのドラマの撮影に協力したらしい。それで音楽が流れているのだ。

羊水を抜いている間も、笑と女医たちの会話は続いた。

「旦那さんも司法書士なんですか？　だけど、職場は一緒じゃないの？」

「え！　それぞれ独立して経営しているの？」

針が刺さったままなので、しだいに痛みを感じてきたが、女医たちといろいろな話をしていることで気が紛れた。計1・5リットルの羊水を除去するのに1時間以上かかった。

すべての処置が終わったあとで、医師たちは胎児の状態に変化はないかモニタリングを始めた。ところが、なかなか安定した心音を拾うことができない。そのうちモニターからアラーム音が鳴り出した。あっという間に笑は5〜6人の医師と看護師に取り囲まれ、部屋の中は緊迫した雰囲気になった。

「ルート、取って」

ドラマでよく聞くフレーズを生で聞いた。ルートを取るとは点滴を入れて静脈路を確保することだ。点滴からは張り止めの薬が注入され、みんなが赤ちゃんと笑の状態を見守った。

張り止めの副作用は前から聞いていたけれど、頭痛や動悸、震え、吐き気がやってきて、笑はキツイと感じた。今は耐えるしかない。希ちゃんの心音が安定して、笑が分娩室を出たのは17時だった。7時間が経っていた。

つながる

笑の入院は9日間に及んだ。病室で休んでいるだけなので、笑は早く退院したくてしようがなかった。4人部屋のベッドの上にいるよりも、ラウンジにいる方が心身とも楽だったので、笑はラウンジで時間を過ごした。ノートパソコンと携帯電話を使って仕事もこなした。ようやく退院の日になり、自宅に戻ったときは、愛犬レオに迎えられて本当に安堵した。

結婚披露パーティーの準備をしていたころ、笑はAmazonで『18トリソミーの子どもたち』（水曜社）という本を買っていた。本を作ったのは〝Team 18〟。18トリソミーの子どもを持つ親たちの集まりだ。

〝Team 18〟のミッションは子どもたちの写真を展示する写真展を全国で開催することである。２００９年に始まった写真展は、この本ができた時点ですでに全国30か所以上で開催されていた。47都道府県で開催することが夢だという。写真展の目的は、もちろん18トリソミーのことを少しでも多くの人に知ってもらいたいということだ。また、〝Team 18〟が開催する写真展会場は、親たちの交流の場にもなっていた。

３５０ページもある本を開くと、そこには３００家族、６００枚の写真が掲載されていた。笑は、X病院で18トリソミーと宣告されたときからブログを始めていた。笑のブログを通じて、18トリソミーの子どもを育てている親、子どもを亡くした親からコメントをもらい、静かに交流を育んでいた。

写真の中には、ブログを通じて知っている子どもの写真が何枚もあった。どの写真の子も可愛い。きれいだと思った。そして、子どもたちは家族の愛に包まれていることが痛いほどよく分かった。

羊水除去の処置から退院して、ほどなく妊娠は36週、10か月目に入った。臨月である。12月の肌寒い一日、〝Team 18〟の写真展が秋葉原で開かれると知り、笑と航は会場へ出かけた。写真が並んでいるだけでなく、18トリソミーの子どもたちも来ていた。

笑と航にとって18トリソミーの子を見るのはこれが初めてである。本で見た子どもたちが目の前にいる！　まゆいちゃんやあいらちゃんと接し、両親とも話をすることができた。特にまゆいちゃんは18歳だった。あれほど「生まれてもすぐに亡くなる」と言われてきたのに、こうして元気にしている子に会うことは感激であり、また希望だった。とら君のお父さんから〝Team 18〟の缶バッジをもらった。子どもを失ったお母さんも会場に来ており、写真立てを手に持っていた。話しかけると初対面なのに、とても優しく話をしてくれて、笑が「これから18っ子を生みます」と言うと、お腹を撫でてくれた。うれしくて泣きそうだった。

あとになって分かったが、秋葉原での写真展は小規模の企画だった。場所も十分に広いところではなかった。笑は希ちゃんを生んでからも可能な限り全国の写真展に足を運び、多くの仲間とつながろうと思った。

写真展の帰り、笑たちはビックカメラに向かった。笑は店員に向かって、

「子どもが生まれるのでデジカメを買いたいんですけど」

とドヤ顔で言った。きっと店員さんには幸せな夫婦に見えたことだろう。不安は確かにあるけど、自分たちはけっこう幸せかなと笑は思った。

「幻の子」

出産の時が近づいていた。健診が終わったあとに、笑は航と共に医療スタッフとの面談の機会を持った。

リーダーは新生児科医。そこに加わるのが、産科医・助産師・ＮＩＣＵの看護師。臨床心理士も立ち会った。

18トリソミーの希ちゃんに合併している病気は重いものから、治療を要さないものまでさまざまある。

小脳低形成
脈絡叢嚢胞
心房中隔欠損
心室中隔欠損
大動脈縮窄症の疑い
横隔膜ヘルニア
腕の奇形
馬蹄腎（腎臓の形態の異常）

最も問題となるのが、横隔膜ヘルニアと心奇形だ。横隔膜ヘルニアは、単に横隔膜に孔が開いていて腸が胸の中に飛び出している病気ではない。肺が低形成で生まれてくるため、肺高血圧という状態になり、全身から心臓に戻る黒い血（酸素のない血）が、肺に入って行かなくなり、心臓をバイパスして全身に流れていく。したがって全身がチアノーゼになる。

緊急手術も選択肢となるが、呼吸状態や循環状態が安定していない場合は、手術を遅らせる。まず全身管理を行なって、呼吸と循環状態の安定が得られてから手術をする。

心奇形の手術は、２段階に分けて行う必要がある。根治手術をするためには、赤ちゃんの体重が可能なら10キログラム近くまで育っていることが理想である。根治手術は人工心肺を使って心臓の拍動を止めて行うので、体が大きくないと手術に耐えられない。

だがそれまでの間、心臓の病気を放置することはできない。心臓は右心系と左心系に分かれる。右心系の血液は肺に行く。左心系の血液は全身に行く。肺に行く前の血液は酸素を含んでおらず（黒い血）、肺から戻ってきた血液は酸素を含んでいる（赤い血）。

希ちゃんの場合、右心系と左心系の間に孔がある。心房中隔欠損と心室中隔欠損だ。このため、左心系の血液が右心系へ逆戻りし、肺動脈を通ってどんどん肺に血液が流れ込む。するとこれも肺高血圧の状態を生み出す。これが続くと右心系が疲れてしまい、右心不全となる。

そこで、侵襲の少ない一時的な手術をする（こういった手術を姑息手術と呼ぶ）。生後2週で、できれば体重２０００グラム以上で、肺動脈にテープをかけて内腔を細くする。肺動脈バンディングという姑息手術だ。これによって右心系から肺へ流れる血液の量を減らす。

希ちゃんにはもう一つの問題がありそうだった。それは大動脈縮窄症の可能性だ。左心系から出た血液は大動脈という血管を介して全身に行き渡る。大動脈は心臓から頭の方向に伸び、3本の太い血管を出したあと、急激にヘアピンカーブを描いて足の方向へ向く。大動脈縮窄症は、このヘアピンカーブが終わった部分で血管が狭くなる病気だ。下半身に血液が行き渡らなければ生命を維持できない。

なぜ狭くなるのか。胎児の肺動脈と大動脈の間には動脈管という短い血管がある。胎児は呼吸をしていない。肺を使っていない。だから血液が肺に循環するのは無駄である。そこで動脈管を使って右心系から左心系へ血液がバイパスする。この方が効率がいい。しかし赤ちゃんが生まれると、この動脈管はむしろ害になる。出生後十数時間で動脈管は自然に閉鎖し消失する。

このとき、縮む予定の動脈の壁が、動脈管と大動脈で共通していると、大動脈まで細くなってしまうのだ。したがって、大動脈縮窄症とは、生まれたあとの病気とも言える。胎児超音波検査で大動脈が狭く見えても、正確な診断は生まれたあとに確定することも多い。

では、治療はどうするか。動脈管を開いておくことである。リプルという薬を点滴から24時間持続注入する。するとこの薬剤の力で動脈管を開いておくことができる。その結果、右心系の血液が動脈管を通って下半身に流れる（右心系の血液は本来は黒い血だが、心室中隔欠損症があるため赤い血も混じっている）。

上半身はいい血色になり、下半身はややチアノーゼになる。万が一、動脈管が閉じてしまうと、希ちゃんはショック状態に陥る。点滴は生命線だ。

医師たちから細かい説明を聞き、笑は十分に納得がいった。事前に勉強もしてきたので、医師の説明は決して難しいとは思わなかった。ところどころで質問を挟み、長い打ち合わせは終わった。

航が一言も発言しなかったので医師が尋ねてきた。

「ご主人は何かありませんか？」

「特にありません」

航はきっぱりと答えた。笑の目には、その表情が決然としたものに映った。

最後になって新生児科の主治医が、ちょっと間をためてから口を開いた。

「赤ちゃんにとって一番いい治療を行います。しかし状況が悪ければ手も足も出せないかもしれません。そうなると亡くなってしまう可能性が高いです」

笑はそれを聞いて心の中で（そんなことは、前からもうずっと分かっている）と呟いた。地獄の底に落とされるような思いをして、やっとここまで辿り着いたのだ。自分はベストを尽くしたい。最後まで諦めることはしない。

帰りの車の中で、笑はこれまでのことを振り返っていた。

授かれないと思っていた妊娠で赤ちゃんを授かり、流産を心配していたけれど安定期に入り、死産を覚悟していたけれど10か月まで育った。ここまで来たからには、絶対に生まれて来てほしい。だけど……だけど、生まれたあとも、その先はとてつもない困難がありそう。分かっていたことだけど。

笑は少し弱気になってボソリと言った。

「希ちゃんは幻の赤ちゃんだったのかも」

ハンドルを握っていた航は飄々とした口調で、

「まだ、分からないよ～」

と答えた。笑も確かにそうだと思った。

このあとの健診で笑は再び羊水過多になっていた。このままでは陣痛が来ないかもしれないと言われて、そのまま入院になって羊水除去を受けた。長い入院はどうしても耐えられないので、主治医にお願いして3日で退院した。

2019年になった。希ちゃんは39週にまで育った。分娩は経膣分娩と聞かされて笑は少し驚いた。高齢出産で、希ちゃんは18トリソミーで横隔膜ヘルニアだ。笑が事前に調べたところ、横隔膜ヘルニアの治療には帝王切開の方がいいという医学論文もあった。

しかし日赤医療センターは、明確な理由がない限り帝王切開はしない方針だという。帝王切開には妊婦にも赤ちゃんにも一定のデメリットがあるので、特別扱いをしないという方針が笑にはうれしかった。

4章　誕生と手術

緊急帝王切開

子宮口が開かず、陣痛の気配もないため、入院して誘発分娩をすることになった。陣痛促進剤を使い、ラミナリアを挿入した。夜になって陣痛らしきものが来たもののそれ以上には進まず、その日は持ち越しとなった。翌日にラミナリアを抜いて陣痛を待った。しかしやはりはっきりした陣痛は来ない。昼になり、胎児モニターで希ちゃんの心音が不安定になった。酸素を十分に取り込んでいないために状態が悪くなる「胎児ジストレス」だ。医師たちは緊急帝王切開の方針に切り替えた。２０１９年1月9日である。

分娩立会いを予定していたものの、航はこのとき仕事で法務局にいた。笑は急いで連絡をとり、これから帝王切開になることを伝えた。

病室にはスタッフの出入りが激しくなった。慌ただしさと共に緊迫感が増す。

産科医が問いかける。

「ご主人の到着が遅れていますが、どうしますか？　急いだ方がいいと思いますが」

笑は反射的に答えた。

「主人を待たずに進めてください！」

この一言で笑は分娩室から手術室に運ばれることになった。手術台の上に乗り、体にモニターが付けられていく。そのとき、航が看護師に付き添われて手術室に入ってきた。手術用のキャップとガウンを身につけている。航は笑の頭のすぐ横に立った。

笑は衣服を取り、側臥位になって可能な限り丸くなった。背中を突き出し、麻酔の注射を受ける。下半身から感覚がなくなり、周囲の看護師たちの手で笑は仰向けにされた。首のあたりにスクリーンが張られ、笑からは自分の体を見ることはできない。

ふと気づくと、手術室のドアが全開である。廊下が丸見えだった。笑は近くの看護師に尋ねた。

「扉は閉めないんですか？　開けたまま手術するんですか？」

「生まれたあとすぐに赤ちゃんをＮＩＣＵに運ぶので、扉は開けておくんです」

笑の左右には手術着を身に纏った産科医が立っている。手術室内には、新生児科の医師が数人待機していた。

リーダーの産科医が声を発した。

「よろしくお願いします！」

航は笑の手をギュッと握った。

笑の下半身には何の感覚もなかった。ガチャ、ガチャと金属音が連続し、途中から何かお腹を押されているような気がした。何が起きているのか全然分からない。

すると突然看護師が叫んだ。

「おめでとうございます！　女の子です。12時58分です」

一拍置いて「１５３８グラムです！」という声が続いた。でも希ちゃんの産声はまったく聞こえなかった。

（どうしたの？　大丈夫なの？）

笑のすぐ隣に、開放型保育器（オープンクベース）に乗った希ちゃんが並んだ。笑と希ちゃんは同じ高さなので、顔を覗き込むことができない。斜め後ろからの後頭部が見えているだけだ。

新生児科の医師が早口で笑に告げた。

「挿管して人工呼吸をしています。これからNICUに向かいます」

希ちゃんは予想していたよりはるかに小さかった。まるで人形のようだった。胸が上下する以外はピクリとも動かない。胎脂が頭から顔にベッタリと付いているので、白く見える。笑は怖くなって思わず大きな声を出した。

「生きてますか？　赤ちゃん、生きてますか⁉」

何度も聞いた。そのとき、笑の不安を和らげてくれるように、笑のそばにいた新生児科の女性医師が笑の手首を摑んで希ちゃんの頭にペタッと触らせてくれた。それが合図だったかのように、新生児科の医師たちはオープンクベースを押して手術室から出ていった。その一瞬、希ちゃんの目が開いているのが見えた。予想もしていなかったので、笑は驚いた。

希ちゃんが人工呼吸されながら去っていく。出産の場面で（生まれてくれてありがとう！）という感動の涙も出ない状況に、笑は情けない思いだった。

笑のお腹を閉じる手術が続いていた。

「ちょっと出血が多いね」と医師が呟いている。羊水過多で子宮が肥大していたために帝王切開で大量出血になっているようだった。

「これから母体胎児集中治療室に入りますね」という声が聞こえた。

先天性食道閉鎖症

笑は酸素吸入を受けながらベッドに横になっていた。そばには航が寄り添ってくれている。希ちゃんの誕生から数時間が経っていた。夕方になって数人の医師たちが笑のベッドサイドへやって来た。新生児科の医師だろう。さっき、笑の手を取って希ちゃんの頭に触れさせてくれた女性医師が説明を始めた。

「赤ちゃんは今、呼吸器がついた状態で安定しています」

「よかった……」

「生まれたあとで、超音波検査やX線検査を行いました。検査して分かったことがいくつかあります。まず第一に……赤ちゃんは横隔膜ヘルニアではありませんでした」

「え！」

笑と航は同時に声を上げた。

「では一体……」

「肺の病気です。先天性肺囊胞です。囊胞というのは、大小さまざまな袋の集まりで、袋の中に水や空気が含まれている状態です。正常の肺ではありませんから、肺としての機能はありません。人間の左肺は上葉と下葉の二つに分かれています。右肺は三つですね。赤ちゃんは左の下葉が嚢胞になっていて、これが上葉を圧迫している状態です」

笑は必死になって頭を働かせた。横隔膜ヘルニアでなかったことはうれしいが、結局同じような状況なのかなと思った。医師が話を続ける。

「左の上葉はおそらく低形成です。肺としての働きは弱いと思います。だから、生まれてすぐに挿管して呼吸器を付けたことはよかったと思います。いま現在、肺嚢胞は緊急で治さなくてはいけない病気ではありません。このまま経過を見てもいいと考えています」

少し安心できた。

「ですが……」と医師は予期しない話を始めた。

「赤ちゃんには先天性食道閉鎖症という病気が見つかりました」

「何ですか、それは？」

笑はまったく聞いたことがない病気だった。いや、18トリソミーの勉強をしたときに、そういう合併疾患があると書かれていたような気もする。

「食道が途中で閉じているのです。したがって口からミルクを飲むことができません。それから……ちょっとややこしいのですが、胃から上に伸びる食道が、気管につながっているのです。これをC型の食道閉鎖といいます」

「手術……ですよね？」

新生児科の医師が詳しく話をしてくれる。

「緊急に手術が必要です。上部食道が閉じていると唾液を飲み込むことができません。唾液が溢れると誤嚥して肺炎になる可能性があります。下部食道が気管につながっているので、胃の中の胃酸がかんたんに肺に流れ込みます。そうするとやはり肺炎になります。食道閉鎖を根本的に治すためには、下部食道と気管のつながりを切り離して、上下の食道を縫い合わせる必要があります。しかしこれは大変難しい手術です。食道は胸の中にありますから、胸を開く大掛かりな手術になります」

笑は息を飲んだ。

「赤ちゃんには肺嚢胞もありますので、呼吸器系に負担をかけたくありません。そこでお腹を開けます。胃のすぐ上に下部食道がありますので、これを外科用テープで縛ります。そうすれば胃酸は気管に行かなくなります。それから胃瘻《いろう》を作ります。ここからミルクを入れるわけです。口の中にはマレコチューブといって先端が膨らんだシリコン製のチューブを入れて、24時間唾液を吸引します。赤ちゃんにはおしゃぶり代わりになってくれればいいのですが」

そこまで説明すると、新生児科の女性医師は言葉に熱を込めた。

「赤ちゃんは生まれてきたとき、小さい声で泣きました。助けたいです。私たちは手術をしたいです。やらせてください。いかがでしょうか？」

夫婦に迷いなどなかった。

「お願いします。手術してください」

笑の言葉を受けると医師は、手術同意書を取り出した。「出産、おめでとうございます」という文字と共に、ずらりと病名が並んでいた。心臓に関しては、心房中隔欠損症・心室中隔欠損症・大動脈縮窄症疑いと書かれていた。

食道閉鎖の手術に関して、航が同意書にサインをした。手術開始は21時。希ちゃんは生まれてからまだ8時間しか経っていない。全身麻酔をかけて、お腹を開ける手術と聞くだけで不安がいっぱいになる。長い夜が始まった。

酸素投与を受けたまま笑は、病室で航と共に手術が終わるのを待った。

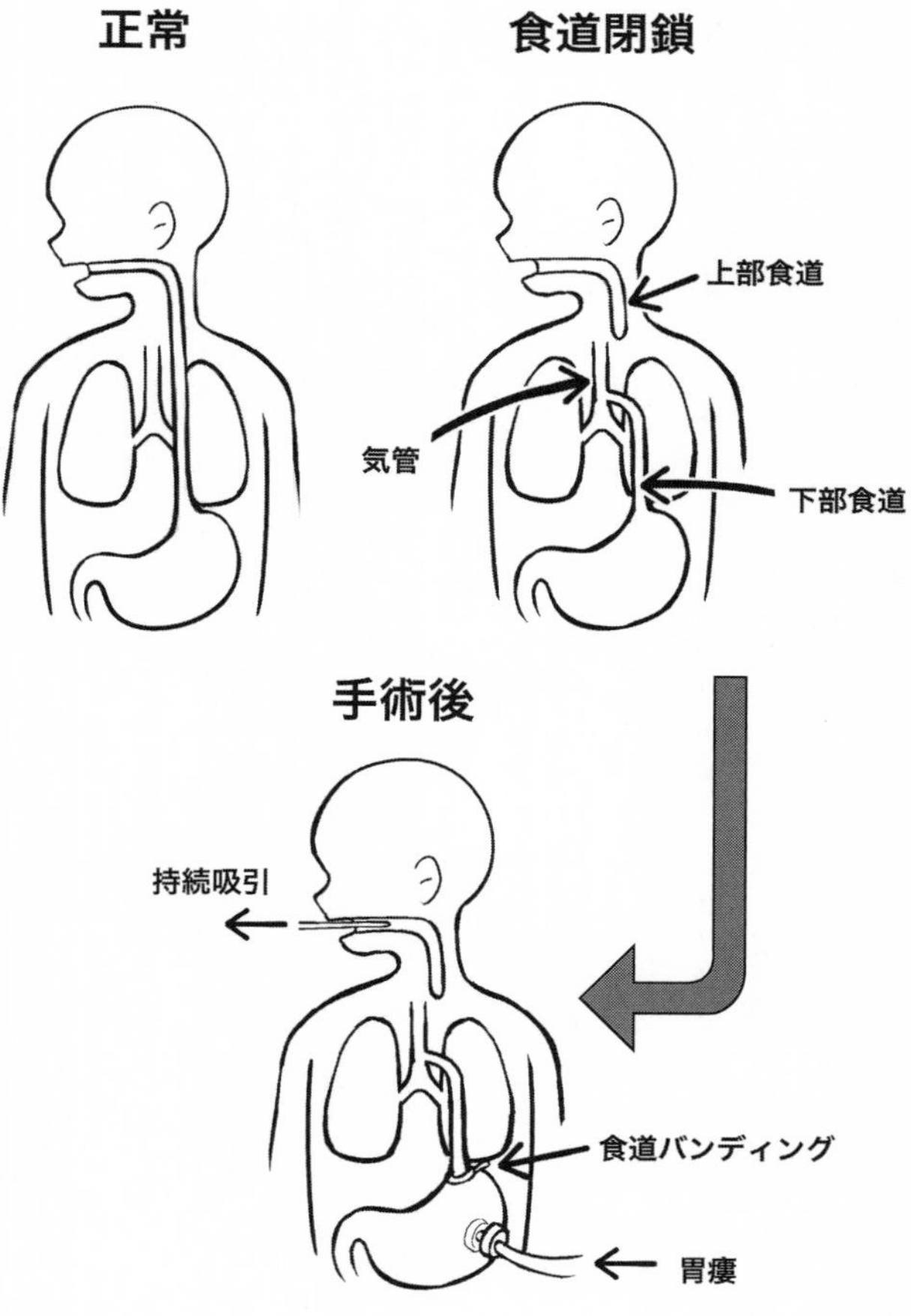
正常
食道閉鎖
上部食道
気管
下部食道
手術後
持続吸引
食道バンディング
胃瘻

笑は、上部の食道が途中で閉じているという病態はまだ分かるものの、なぜ下部食道が気管につながってしまうのだろうかと不思議だった。そして思った。ああ、これが染色体異常による人体の設計図の書き間違いなんだろうな、と。おっちょこちょいの神様のせいではなく、18トリソミーではこういうことが起こり得るんだと腑に落ちた気持ちだった。

そして横隔膜ヘルニアでなかったことには複雑な思いを抱いた。確かに胎児診断というのは、そんなに正確なものではないのだろう。生まれてきてから正しい診断がつくことも十分あり得ると思える。

だけど……。だけど、X病院では、18トリソミーで横隔膜ヘルニアならば、生きられないから手術はしないと言われ、妊娠を継続する意思があるかまで尋ねられた。もしあのとき、中絶を選んでいたら、自分は「我が子は18トリソミーで横隔膜ヘルニアを合併していたので生むのを諦めました」と、一生間違った認識のまま過ごしたのだろうか。笑はなかば朦朧とした意識の中でやるせない気持ちになっていた。

手術はなかなか終わらない。2時間の予定だと言われていた。しかしその予定の時刻をとっくに過ぎている。帝王切開を終えたばかりの笑はナーバスになっていた。

もしこのまま希ちゃんが亡くなってしまったら……そう考えると不安が黒い雲のように押し寄せてきた。そんなことになったら一度も抱っこできなかったことになる。帝王切開で生んだ直後にビビっていないで、もっと生きている希ちゃんをよく見ればよかった、もっと触ればよかったな……そんな思いが湧き上がってきた。でも手術をするという選択は正しいのだから、このまま待つしかない。生きた心地がしないとはこのことだと笑は思った。

日付が変わって深夜2時を過ぎた。笑たちのところへ小児外科の執刀医が現れた。

「無事に手術が終わりました」

5時間が経っていた。

「予定通り、食道バンディングと胃瘻造設ができました。予定外だったのは、大腸に孔が開いていたことです。もしこれに気づかなければ腹膜炎になっているところでした。孔の開いた部分を縫い合わせるのは、術後に縫合不全などのリスクがあります。そこで最も確実な方法として、孔の開いた部分の大腸を人工肛門として下腹部に出してあります」

笑はもう驚かなかった。無事にNICUに戻って来てくれたのなら、人工肛門でも受け入れられる。助かってくれることが一番大事だ。こうして長い夜は終わった。

初めての面会

翌日、笑の点滴と酸素投与は終了し、一般病棟へ移った。お腹の痛みは激しかったが、やっとNICUに行ける。ようやく希ちゃんに会える。そう思うと頑張って起き上がることができた。

午後になって航が面会に現れた。笑は車椅子に乗せてもらい、航と一緒にNICUに向かった。前室で手を洗って消毒をし、ガウンとキャップを被る。中に入ると広いスペースに何台もの保育器や人工呼吸器がズラリと並んでいる。ドラマ「コウノドリ」の世界だなと思った。

部屋の奥まで進むと希ちゃんが保育器に収まっていた。左腕と両足に点滴が入っていて、胸に心電図モニターの電極が三つ付けられ、右手と左足に酸素飽和度（サチュレーション）モニターが付けられていて、口には人工呼吸器の気管内チューブと唾液吸引チューブが入っており、上腹部には胃瘻、下腹部には人工肛門が見えていた。

希ちゃんは目を開けていた。まるでびっくりしたように見開いた大きな瞳。やや薄くやや太く弧を描いた眉。少しおちょぼ口の唇。

笑は感激した。

「可愛い！　はじめまして。ママだよー！」

この子が昨日まで自分のお腹の中にいたと思うと、笑は本当に不思議な気がした。小さな体で5時間の手術に耐え抜いて頑張ったことを思うと、笑は可哀想というよりも、希ちゃんはすごいと思った。

だから、コードだらけの体を見ても、胃瘻や人工肛門を見ても痛々しいとは思わなかった。胃瘻にも人工肛門にも意味があって、そこに存在している。希ちゃんの命を助ける必要なものだ。点滴だらけだって必要だから付いているのだ。

笑には、希ちゃんをほかの健常児と比べるという発想がなかった。だから、いわば満身創痍の希ちゃんの姿を見ても、受け入れられないという気持ちはまったくなかった。

新生児科の医師から「これが動脈管を開いておくための大事な点滴です。リプルという薬を使っています。これが生命線です」と言われて、うんうんとうなずいた。

笑は希ちゃんの初めての写真を撮った。このあと、数えきれないほどたくさんの写真を撮っていく、最初の1枚である。

肺動脈絞扼術

笑の傷の痛みは少しずつ癒えていった。NICUには歩いて行けるようになった。見れば見るほど、希ちゃんは可愛い子だった。

「生まれてくるだけで奇跡」と言われ続け、それでも決して諦めず、どんなことがあっても生もうと思い、また希ちゃんに「生まれてきて！」と声をかけ続けてきた。生きて生まれてくる希ちゃんに会うことを目標として笑は妊娠の日々を送ってきた。いま、こうして生きている希ちゃんを見ると、目標が現実になったと思える。

しかし……可愛い顔を目の当たりにすると、新しい欲が笑の心の中で育っていった。この子とできるだけ長く一緒にいたい。お家に帰って一緒に暮らしたい。そのためには越えなければならない壁がいくつもあることは十分に分かっている。でも、一緒に帰りたい。

希ちゃんが受けることができる手術や治療法があるのであれば、すべて受けたい。手術にはリスクがあるということも笑には分かっていた。小さな体にメスを入れることで、却って命が短くなるリスクがあることも知っている。

だけど、日赤医療センターの医療チームはそのリスクをきちんと説明してくれるし、経験も豊富で、患者家族の立場からすると医師を信頼することができた。だから、医師たちに治療を託したい。

笑の胸にはさまざまな思いが去来した。人によっては、違った考え方もあるかもしれない。ここまで重症の赤ちゃんに対して次々と手術を希望して、ある意味で我が子を危険に晒すのは、親のエゴと言われるかもしれない。

でも、それは違う。親が我が子を愛し、我が子の命を支えたいと思う気持ちは、家族の心として普通のことではないか。そういう気持ちが笑にはあった。自分の思いを航に伝えると、航も「その通りだよ」と言ってくれた。

生後4日に夫婦でNICUに行くと、ちょうど新生児科の医師がベッドサイドにいた。

「昨日、希ちゃんの肺のX線CTを撮影したんですけど、その画像ができあがってきました。やはり左肺の下葉に肺嚢胞があります。18トリソミーに横隔膜ヘルニアを合併することは稀なんですが、肺嚢胞を合併することはもっと稀です」

「これからどうなるんでしょうか」と笑は尋ねた。

「肺嚢胞が希ちゃんの呼吸機能にどこまで悪影響を及ぼしているか、それを見極める必要があります。基本的には摘出すべきものですが、肺葉切除というのは、大がかりな手術です。それと、心臓ですね。肺動脈バンディングができるかどうか」

「でも……その手術をしないと」

「希ちゃんと同じような症例がほとんどないんです。日赤医療センターでは18トリソミーの子どもをたくさん診ていますが、ここまで合併症が多い子は初めてで、はっきり言ってとても厳しい状況です。だから手術の時期の見極めが重要です。厳しいですが、なんとかできる範囲でやっていこうと思います」

笑は冷静に「はい、分かりました」と返事した。だが心の中は冷静ではなかった。最後の砦と思っている日赤医療センターの医師から何度も「厳しい」と言われると、これまで一度も泣いたことがなかった笑もさすがに涙が滲みそうだった。

希ちゃんの今の状態は少し安定している。でもこれだけ病気が多いのだから、いつ急変するか分からない。肺の病気は深刻でそれなりの覚悟は必要だろうなと思わざるを得なかった。

保育器の前で涙をこぼすわけにはいかないと笑は我慢した。でも、NICUを退出したら涙が溢れてきた。

涙をポタポタこぼしながら、産科病棟までの廊下を笑は航の手を握って歩いた。

産科病棟のラウンジに着くと、出産を祝いに来た家族や友人のような人たちで賑やかだった。コット（赤ちゃん用小型ベッド）に乗せられた元気な赤ちゃんを囲んでみんなの笑顔が弾けている。笑はすっかり目を腫らしており、自分は場違いな人間だと感じた。思わずつぶやく。

「この温度差、すごいなあ」

航も「そうだねー」と苦笑いだった。笑は航がそばにいて本当によかったと思った。

希ちゃんが生まれて6日目に笑は退院になった。


生後2週になろうとしていた。希ちゃんは、GCU（Growing Care Unit＝回復治療室）に移動になった。集中治療が終わったわけではなかったが、NICUには新たな重症児が次から次にやって来る。希ちゃんは、言ってみればNICUからGCUに押し出されたような形だった。

ただ、日赤医療センターのGCUは広く、NICU寄りの部屋と本来のGCUの部屋に分かれていた。NICU寄りの部屋にはコンセントがたくさんあり、呼吸器などの医療機器が稼働していた。希ちゃんは、ＮＩＣＵ寄りのＧＣＵに移されて、大きな瞳をパチクリさせて周囲を見ていた。人工呼吸器も付いたままで、点滴もそのままだった。

笑と航は心臓外科医と面談の機会を持った。その医師は穏やかな語り口ながらも厳かな雰囲気を持っていた。希ちゃんの体重は１４００グラム台まで落ちていた。心臓外科医は「２０００グラムはほしいところです」とまず切り出した。

「ですが、そこまでは待てません。このままだと右心系に負荷がかかっていきます。生後２週で肺動脈バンディングを行いましょう。当院にはこれまで18トリソミーの赤ちゃんに肺動脈バンディングを行なってきた実績があります。でも、だからと言って１００％安全なわけではありません。小さな体にはリスクがあります。手術が原因となって亡くなる可能性も10％くらいはあると思ってください」

怖い話だったが、それを聞いても笑たちの気持ちに変わりはなかった。医師を信じて進む以外の選択肢はない。いや、そういう追い詰められた気持ちではなかった。心臓外科医の言葉と態度には自信が感じられた。笑は任せて大丈夫だと確信した。

心臓外科医との面談が終わると、麻酔科医との面談にかわった。ベテランの麻酔科の医師は麻酔全般に関する説明を夫婦にした。一通りの説明が終わると麻酔科医が尋ねてきた。

「何か質問はありますか？」

笑はおずおずと答えた。

「今の説明の中に1回も18トリソミーという言葉が出てこなかったんですけど……18トリソミーの手術というとリスクがこれだけあってとか、そういう話になると思うんですが、それが不思議で」

するとと麻酔科医は泰然とした態度で答えた。

「手術をすると決めたら、その子にとって一番いい手術ができるようドクターがチームで動くのであって、18トリソミーかどうかは関係ありません。ただ、私たちが手術を進めるうえにおいて、18トリソミーだからここは気をつけてというのはあると思います。しかしそれは保護者に対する説明の部分ではありません」

笑は心の中で（カッコいい！）と感嘆していた。やはり信頼して任せることができる。

手術の日、人工呼吸器の付いた希ちゃんをスタッフが5人がかりで運んで行った。呼吸器を押す者、酸素ボンベを押す者。総がかりという感じだった。

手術室に運ばれる保育器を見送りながら、笑は、（自分はこれからの人生、何か人や社会のためになることをしたい）と思った。

手術は予定通り、1時間半くらいで終わった。姑息手術とはいえ、これで希ちゃんの心臓は少し楽になるはずだ。術後、胸水が溜まったりしたが、心臓外科医たちにとっては想定内のことで、医師たちは冷静に対応し切り抜けた。やはり経験が豊富なんだと笑は感じた。

こうして一歩、希ちゃんは前へ進んだ。

５章　初めての退院

自分の力で呼吸

肺動脈バンディングの手術が終わり、希ちゃんの容体は安定していた。生後28日に、夫婦で面会に行くと、「希ちゃんを抱っこしましょう」と新生児科の医師と看護師たちが言ってくれた。

オープンクベースの希ちゃんには呼吸器や点滴の管、モニターのコードが絡み合うように付いている。それを医師と看護師が30分かけて整理してくれた。そしてついに笑は希ちゃんを自分の手に抱いた。笑の腕の中に包まれている間、希ちゃんは医師によってアンビューバッグ（自動的に膨らむシリコン製の手動の呼吸器具）で人工呼吸を受けていた。

ようやく抱くことができた我が子の温もりを笑は感じた。決して重いとは言えない。

けれど、存在を感じる。希ちゃんはいま自分の腕の中にいる。温かくて、柔らかくて、軽いけど、確かに我が子がここにいる。抱っこしながら顔を覗き込むと、笑の眼前に希ちゃんの顔。

(ああ、私、この子を生んだんだな)

笑は自分の腕の中に生命を感じ、涙が頬を伝った。

今まではずっとオープンクベースにいる希ちゃんを見てきた。今はこうして抱っこされている希ちゃんを見ている。すると、新鮮な気持ちが湧いてきた。ほかのお母さん方はこのことが普通のことなんだなという感慨に耽った。

でも、笑はもうそういうことはどうでもよかった。何が普通とか、何が特別とか、そういうことはどうでもいい。仕事も家事もいろいろな悩みも、希ちゃんを抱っこした瞬間に全部吹っ飛んでいた。

(ただ、この子が生きていてくれればいい。それだけでいい)

そして笑は、そのためにはどんな努力でもしようと心に誓った。同時にこうも思った。自分は人としてもっと成長したい。世の中の役に立ったり、人の気持ちに寄り添ったり、困っている人に温かい言葉をかけたりできる、そんな人間になりたい。

希ちゃんは呼吸器がないと生きていけないくらい弱い存在だけど、そして声を出すこともできないけれど、希ちゃんの存在は自分たち夫婦の世界観を変えてくれている。希ちゃんと一緒に、自分は母として成長したいと笑は願いを立てた。

GCUの看護師が写真を撮ってくれた。笑が希ちゃんを抱っこし、航がすぐ隣に身を寄せている。念願の家族写真だった。

生後40日目に医師たちは希ちゃんの口から気管内チューブを抜いた。希ちゃんは生まれて初めて自分の力で息をしたことになる。

抜管の瞬間に笑たちは立ち会ってはいない。笑が面会に行ったらチューブが抜けていたのだった。看護師たちは、「希ちゃん、すごいねー」とか「自分の力でがんばっているねー」とか声かけしてくれた。

笑は、「ああそうか、こんなものか」と意外と冷静だった。チューブが抜けて感動した……とかいうのはなかった。手放しで喜ぶ状態になっているとはまだまだ思えなかったからだ。ただ、「自発呼吸がありますよ」と説明されたとき、（ああ、希ちゃん、がんばっているな）とうれしくなった。

希ちゃんは自発呼吸を基本に、鼻にフィットするマスクをあてがい、持続陽圧呼吸法のサポートを受けた（Nasal《ネーザル》 CPAP《シーパップ》）。常に一定の圧の酸素を送り込むことで肺の虚脱を防ぎ、自発呼吸の仕事量を減らす呼吸補助である。

笑は産科を退院後3日間休んだだけで、仕事に復帰していた。仕事の合間に搾乳に勤しみ、可能な限り時間を作ってGCUに面会に行っていた。面会時間に制限はなく、どんな時間帯でも希ちゃんに会うことができた。それでも笑は、もっともっと希ちゃんに会いたかった。

これまでに笑はインスタグラムで「#18トリソミー」と検索していろいろな家族とつながっていた。そのうちの一人がれいのちゃんだった。れいのちゃんは希ちゃんより少しお姉さんで、少し前のインスタグラムにはハーフバースデイの写真が上がっていた。

れいのちゃんママは、れいのちゃんの写真をたくさん投稿していた。こんなに可愛い子なんだから、その気持ちはとてもよく分かる。あるとき、そうした写真を見ていたら、ウサギの絵柄のシーツが映っていた。

「え、これって、希ちゃんが使っている保育器のシーツと同じ絵柄……？」

もしかして、れいのちゃんは同じ日赤医療センターにいるのかもしれない。どこにいるのだろう。NICU、それともGCU？　ママとどこかですれ違っているかも。

笑はれいのちゃんママに無性に会いたくなった。会って話をしたい。

そんなある日、笑が書いているブログにコメントが付いた。れいのちゃんママからだった。二人は連絡を取り合い、病院のGCUの前の廊下で会うことができた。れいのちゃんによく似たきれいな女性だった。話してみると、明るく、朗らかで、笑は（素敵なママだ）と心の中で声を上げていた。笑にとって初めての18トリソミーのママ友だった。

れいのちゃんもGCUの子だった。目がクルリとしていて希ちゃんに似ている。笑が希ちゃんに面会に行くと、れいのちゃんにもれいのちゃんママにも会える。GCUでは他の子に触ることは禁じられているが、れいのちゃんは希ちゃんの二つ隣のベッドだったので、顔を見ることができた。面会がますます楽しくなった。

ただ気掛かりがあった。希ちゃんの気管内チューブが抜けた頃から、れいのちゃんの体調が崩れ始めたのだ。れいのちゃんは強い子で、これまで何度も何度も命の危機を脱して両親の元に戻ってきていた。小さい体に命の炎を燃やして頑張り続けてきた子だった。

その日、笑は仕事のトラブルで病院に行くのが遅くなっていた。夕方になり、れいのちゃんママからＬＩＮＥが届いた。可愛いれいのちゃんは本当の天使になってしまった。笑は出先で泣いた。

病院に駆けつけると、れいのちゃんママが看護師に頼んでいたようで、れいのちゃん家族がいる個室に案内された。笑は、れいのちゃんの両親と少しの時間会うことができた。最期の瞬間、れいのちゃんはママに抱っこされた状態で逝ったのだという。

お風呂に入ったれいのちゃんは、綺麗で可愛かった。初めて触らせてもらった手はとても柔らかかった。れいのちゃんママが笑顔でれいのちゃんを抱きしめたので、笑も笑顔を作った。

「可愛いね。ありがとう」と笑は言葉をかけた。

看護師が笑を呼びにきた。家族の時間を邪魔してはいけない。笑はＧＣＵに戻り、授乳室で搾乳をした。れいのちゃんママのインスタグラムを見たら「お友だちのお役に立てるかもしれないから、病理解剖を受けます」と書かれていた。

笑はスマートフォンに浮かび上がる文字を見て、嗚咽が止まらなくなった。ボロボロ涙を流しながら搾乳した。

笑は心に誓った。れいのちゃんのことをずうっと心に刻んで、忘れない。小さな頑張り屋の女の子のことを語り続けると。れいのちゃんママともずっとずっと友だちでいよう。そして、希ちゃんと私たち家族は、れいのちゃんの分も、天使になった空の上の子どもたちの分までも精一杯がんばって生きよう。

そして神様にお願いした。

もう可愛いこの子たちを、誰も連れていかないでくださいと。

肺嚢胞の悪化

1538グラムで生まれた希ちゃんは、肺動脈バンディング術のあとに、1390グラムまで体重が落ちていた。笑は搾乳した母乳をこまめにGCUに届け、医師たちは胃瘻からの母乳注入量を少しずつ増やしていた。1月に生まれた希ちゃんは、4月になってようやく2000グラムまで体重が増えた。

だが、この頃から、笑が面会に行くと希ちゃんはひどいチアノーゼになっていた。笑は心配になり、面会回数と面会時間を増やした。午前中に面会しても、夜には必ず病院に戻った。希ちゃんが眠っているときは、廊下の空いているソファーでノートパソコンを広げて仕事をし、その後に希ちゃんと面会して24時に帰宅するという生活パターンになっていた。

笑はGCUの看護師に疑問をぶつけた。

「この2週間、酸素の供給量が増えていますよね？　面会のとき、希ちゃん、ときどき苦しそうに見えます。なぜですか？　心配なんです」

看護師は慰めるように言った。

「こういう呼吸のよくない子は、怒って泣いちゃうと苦しくなってしまうんです。18トリソミーの子に特有なことですよ」

その言葉に笑は納得できなかった。本当にそうなんだろうか。希ちゃんは怒っているのかな？　笑にはそう見えなかった。怒って苦しくなっている部分もあるかもしれないけれど、苦しくて泣いているように見えてしかたがなかった。

面会のたびに希ちゃんに投与される酸素濃度が上がっており、ついにある日、酸素濃度は100％に設定されていた。もうマックスだ。この先は一体どうなってしまうのだろうか？　今は100％でバランスが取れているのかもしれないけれど、このバランスが崩れたら、希ちゃんはどうなってしまうのだろう。

酸素濃度は目一杯だし、サチュレーションモニターの値もふらふらしている。笑は何度も看護師に質問をし、看護師もたびたび新生児科の主治医に問い合わせをしてくれた。主治医も首を捻り、一つの可能性として肺嚢胞に感染が起きているかもしれないと答えた。しかし採血をして炎症反応を調べても、希ちゃんの体の中では炎症を示す指標になる数値は上がっていなかった。

医師はこうも言った。

「生後2週で肺動脈バンディングをしていますから、その後、希ちゃんの体が大きくなってきて、バンディングがきつくなっているのかもしれません」

でも、ほかの18トリソミーの子どもたちだってバンディングをしてうまくいっている。希ちゃんの呼吸状態がここまで悪いのはなぜなのか、とても納得できない。笑は担当の看護師に抗議するように言った。

「私、帰れません」

時刻は24時になっていた。

「希ちゃんがどういう状態になっているのか診てください。検査なりをして診てくれないと、私は帰りません」

看護師は困ったような顔になった。

「分かりました。明日、先生にお話ししてX線かなにか検査するように提案してみます。今日はもう遅いですから、お帰りになってください」

「検査をする」という言葉にようやく納得して、深夜1時に笑は車で自宅に向かった。

翌日、笑と航は病院に行き、面談室で医師や看護師たちとともに詳細に話を聞いた。希ちゃんは肺のX線CTを撮っていた。新生児科の医師がシャウカステン（発光器）にフィルムを貼り付け、希ちゃんの左肺を指差した。

「生まれたときからあった肺嚢胞が急激に増大していました。心臓や右の肺を押し潰しているような状態です」

肺嚢胞というのは、肺に袋状の良性腫瘍ができている状態の総称で、具体的な病名は、気管支閉鎖症か肺分画症か先天性肺気道奇形（CPAM《シーパム》）のどれかに分類される。正常な呼吸器系と交通があるのはCPAMだけなので、急激に嚢胞が増大したということは、この腫瘍はCPAMの可能性が極めて高い。CPAMの中に空気が流れ込んで腫瘍が急激に増大したのである。

話を、小児外科の医師が引き取った。風格を感じさせる女性医師だ。あとになって知ったが、この女性医師は小児外科の部長先生だった。

医師はキッパリとした口調だった。

「このままだと希ちゃんはもう長く生きられません。左下葉のＣＰＡＭを切除しないと命はありません」

笑はショックを受けたが、前に進むしかないと思った。泣いてもしかたがない。

女性医師が説明を続ける。

「口から挿管をして、気管内チューブを奥まで進め、右肺だけに酸素が行くようにします。左の肺は使いません。これを片肺挿管と言います。手術は、右を下にして横向きになり、左肺の下葉を中心に大きく肺嚢胞を取り除きます」

「片肺だけで……大丈夫なんでしょうか？」

「小児外科の中でもいろいろな意見が出ています。手術に耐えられないかもしれないという意見や、手術の途中で心臓が止まるかもしれないという意見もあります。そこで手術前にテストをします。希ちゃんを片肺挿管の状態にして、心臓や呼吸器の状態が持ち堪えられるか調べてみます。テストをして難しそうなら手術はできません」

部長医師の説明が終わって笑たちが悄然としていると、看護師が気遣ってそばに寄ってきた。

「ママ、大丈夫ですか？　CTの写真、見て平気でしたか？」

笑はうなずいた。そして「片肺挿管のテストを早くやってください」とお願いした。

2300グラムで肺切除

新生児科の医師たちは希ちゃんの鼻マスクを外し、口から気管内チューブを差し込んだ。通常は8センチくらいの深さで止めておくが、そこからさらに深くチューブを進める。左右気管支には角度の違いがある。左気管支は横向きに伸びているが、右気管支はストレートに近い。だから気管内チューブを深く進めると、右気管支に入る。

希ちゃんは片肺挿管の状態になった。医師や看護師たちがベッドサイドのモニターに注目する。30分経ち、1時間が経った。希ちゃんに変化はない。2時間が過ぎたところでテストは終了になった。希ちゃんは片肺挿管に耐えられることが分かった。

笑と航は再度、小児外科チームと面談した。部長医師が言う。

「手術は最低でも5時間を見込んでいます。本当は健常なお子さんでも体重は5キロから7キロほしいところです。私が手術した一番小さい子は5キロです。希ちゃんは片肺のテストをクリアしましたが、それでも体重が2300グラムしかありません。かなりチャレンジングな手術になると思います。このままだと先がないので、やるしかありません。よろしいですか？」

笑と航は「お願いします」と即答していた。リスクがどれだけあっても、やらなければ希ちゃんは生きられないのだ。

即答はしたものの、帰宅してから笑の胸には不安がもたげてきた。直前で手術ができないと判断されたらどうしよう。手術に耐えられなくて亡くなってしまったらどうしよう。あれこれ考えると、不安が増幅してつらい思いが膨らんでいった。

2019年4月末。希ちゃんは生後3か月で3回目の手術を受けた。これまでとは危険度が桁違いに大きな手術である。術中、夫婦は身を固くして結果を待った。5時間を過ぎたところで、小児外科の女性部長医師が姿を現した。彼女の両隣には二人の若手小児外科医が控えていた。紺色の手術着を身につけた部長医師の全身からは湯気が立ち昇っているように見えた。いや、それだけでなくオーラを纏っているようにも見えた。

「予定通りの手術ができました。大きなトラブルもありませんでした。術後状態が安定するまで希ちゃんは何日か、人工呼吸器管理になります。安定したところで抜管します」

笑はうれしいというよりもホッとした。これで命がつながった！

手術後、胸に入れたドレーン（排液の管）からの排液が不十分でサチュレーションが下がることもあったが、希ちゃんの容体は次第に安定していった。

手術から12日目。希ちゃんは抜管となった。再び、自発呼吸と鼻マスクによるＣＰＡＰに戻った。チームを組んで手術に挑んでくれた麻酔科医・新生児科医・小児外科医たちには感謝しかなかった。

18トリソミーの子は手術に耐えられない。そんな通説は嘘だということを希ちゃんが証明している。笑は航に語りかけた。

「もちろん個人差はあると思うけど、これから治療を行う症例が増えて、10年後には『昔は18トリソミーには手術しない……なんて時代があったんだよ、ビックリでしょ？』って言えるような時代になればいいね」

航は「そうだね」と深くうなずいた。

退院への準備

日本中を回っている〝Team 18〟の18トリソミーの子の写真展。6月下旬に広島で開催されることになった。笑は仲間たちとつながることがとても大事だと考えていた。希ちゃんの状態も安定していたため、笑は一人で広島に向かった。当日の朝5時に笑はGCUに行き、希ちゃんに会い、翌日広島から帰り希ちゃんに面会しているので、笑は一日も欠かさず希ちゃんに会っていたことになる。

写真展では広島や岡山の家族が集まっていた。これまでネット空間で会っていた仲間たちとリアルでつながることができた。岡山ののぶ君ママとこの写真展を機会に親友になった。

秋葉原の写真展に引き続いて広島写真展。笑はこのあとも、写真展が開催されるたびに、できる限り日本中に足を延ばすことになる。そして友だちがどんどん増えていく。

希ちゃんは生後6か月を超えた。希ちゃんの左腕にはPIカテーテルという特殊な点滴が生まれたときからずっと入っている。PIカテーテルとは、点滴の針ではなく、長さ20センチの管だ。腕から心臓に向かってカテーテルが入っていると、普通の点滴と異なり長期に点滴が継続できる。希ちゃんは、前述した通り、カテーテルからリプルという薬剤を24時間持続注入している。

大動脈縮窄症では、大動脈が狭いために下半身に血液が行かない。そのために、肺動脈と大動脈の間にある動脈管をリプルで開いた状態にしているのである。

カテーテルがトラブルを起こして、リプルが血液の中に入って行かなくなれば、動脈管はたちまち閉鎖する。すると下半身への血流が途絶える動脈管ショックとなる。だから左腕のカテーテルは希ちゃんの命綱だ。この点滴からのリプル投与を続けているうちは、自宅に帰ることは不可能である。希ちゃんの退院を阻む最大の障壁は、リプルの持続注入だった。

希ちゃんが生まれる前、笑たち夫婦が医師団と面談したとき、入院は1年くらいになるだろうと言われた。1年という長さは笑には実感が湧かず、その後、医師との間でも「退院」というワードが出ることはなかった。

しかし、心の底では、笑は絶対に希ちゃんを家に連れて帰ろうと決めていた。それは、18トリソミーが短命だから、少しでも長く自宅で一緒に過ごしたいという意味ではない。必要な治療を受けたうえで、他の病気の子どもと同じように、病気を治して、退院して、家で家族として一緒に過ごしたい。そしてそのためにはどんな努力でもすると心に決め

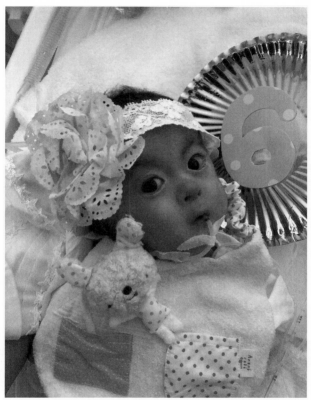

生後6か月を迎えた希ちゃん

ていた。

笑がGCUに通う中で、新生児科の主治医は少しずつ動脈管に関する話をするようになった。リプルの投与が6か月になり、長く動脈管を開存させていると、動脈の壁が硬くなり、そのまま閉じない状態をキープできる可能性があること、それから注射薬のリプルに替えて内服薬を胃瘻から注入することで動脈管の開存を維持できる可能性があることなどだった。

7月23日の面談で、医師は笑と航に告げた。

「点滴を少しずつ減らして昨日から止めてみました。24時間経っても問題ないようです。明日、カテーテルを抜きましょう」

主治医はもう一言付け加えた。

「希ちゃん、おうちに帰りましょう！」

笑は驚きとうれしさで絶句した。口をぽっかりと開けた状態で、涙が次々と溢れ出た。

「カテーテルを抜いたら、その後は退院に向けていろいろと準備があります。最低でも1か月以上はかかります。そこをがんばっていきましょう」

翌日から夫婦は面会と同時に退院支援室の担当看護師とさまざまな打ち合わせをして

いく。在宅ケアにはいろいろな物品が必要で、そういったものを入手するためにも小児慢性特定疾病の手続きが必要だった。また在宅に移行すると、在宅療育支援事業によって訪問看護師が来てくれる。そのためには、生活の場をどうするかが考え所だった。

現在住んでいるマンションは、病院からやや遠い。買ってまだ2年のお気に入りのマンションだったが、思いきって手放すことにした。そして笑の事務所にも日赤医療センターにも近いところに賃貸マンションを見つけ、契約を交わした。即決だった。このマンションが3人の家族の、いや、愛犬レオを含めた家族の生活の場になる。訪問看護ステーションには新しい住所を登録した。

在宅になれば人工呼吸器を自分たちで管理しなくてはならない。酸素供給装置・呼吸器・モニター・吸引器。さまざまな器械が必要だった。特に吸引器は、24時間持続で口の中の唾液を吸引する吸引器と、痰を一気に吸い取る強力な吸引器の2台が必要だった。東京都に申請を出せば、こうした物品はレンタルされるが、2台目の吸引器に関しては許可が下りるかは微妙であることが分かり、吸引器の1台は自費で購入することにした。

航は在宅という新しい展開に、期待と同時に不安も感じていた。どういう毎日が待っているのかがなかなか想像しづらかった。サチュレーションの見方は分かっても、どの値までなら自宅で様子を見ていいのか、どの値だったら救急車を呼ぶべきなのか、そういう具体的な基準に関しては明確でないことが一番の不安だった。

だが、この時期、楽しいこともあった。それは入浴である。それまでの希ちゃんは左腕のカテーテルの部分に食品用ラップを巻いて、その上をビニール袋で覆ってお湯に濡れないように守っていた。しかし点滴が取れた今はザブンと入浴ができる。

希ちゃんは食道閉鎖のため、口からミルクを飲むことができない。もちろん、笑が直接母乳を口に含ませることは叶わない。希ちゃんに何かしてあげられることといえば、それはお風呂だった。だから、笑にとって希ちゃんを自分の手で沐浴させることは夢だったのだ。人工肛門のパウチ（袋）も交換し、鼻マスクも外して、口の中の吸引チューブも外して、希ちゃんは何もなしの状態になった。

笑と航は、沐浴槽に希ちゃんを入れた。ドボンとお湯に入れた。笑にとってでっかい夢が叶った瞬間だった。が、希ちゃんはお風呂が嫌いだった。

両脚をクロスさせて全身に力を入れ、希ちゃんはギャーと叫び声を上げた。

「ええ、まじ？」と笑はたじたじになった。

周りの看護師たちからはザワザワした声が漏れ聞こえてきた。

「希ちゃん、お風呂、嫌いみたいね……」
こうして希ちゃんのお風呂デビューは終わった。

8月になり、希ちゃんはコットからベビーベッドに移り、自宅での生活に近い形で一日を過ごすようになった。理学療法士によるリハビリもあり、半分うつ伏せのような寝方にもチャレンジした。希ちゃんのお腹には胃瘻と人工肛門が付いているので、これまでうつ伏せというのは経験がなかった。新しい姿勢をとっている姿を見ると、夫婦にはとても新鮮に映った。こうして退院準備が少しずつ進んでいく。

そうした毎日の中で、笑の心の中には焦りのような気持ちもあった。必ず退院して家に帰る。そう思ってきたものの、いざ、退院の話が出て事態が動き出すと、心の準備が十分にできていないことに気づくのだった。

予定がどんどん進む中で、(急いで退院する必要があるのかな)という疑問が湧かないわけでもなかった。そういうときに、看護師から、

「子どもの調子のいいときに、帰れるときにすぐに退院した方がいいですよ。具合が悪くなるとタイミングを逃して、退院できなくなることがあるから」

と言われたりする。

すると笑は、この言葉の意味を深く考えすぎてしまう。

(どういう意味?　希ちゃんは元気におうちで過ごすために退院するのに)

別に思い出作りのために退院するわけではない。家族が一緒に暮らす場所として自宅に帰るのだ。でも確かに看護師の言いたいことも分かる。手術を受けるときと同じで、子どもの体調に合わせたタイミングがあるのだから、親が「心の準備が……」などと言っている場合ではない。ここまでがんばってきた希ちゃんが病院から出てこようとしているのだから、私たち夫婦もがんばって希ちゃんを迎えようと決めたのだ。

でも、正直にいえば、不安である。まるでNICUの環境がそのまま自宅にやってくるようなものだ。それでも笑はそれに向かって挑戦しようと思った。

8月下旬、夫婦は院内外泊という形式で、親子3人で病院(退院準備室)に一泊した。思った通り、楽しかった。希ちゃんの移動は、仲良しのれいのちゃんママから譲り受けたベビーカーだ。このベビーカーに呼吸器もモニターも吸引器もすべて載る。笑は携帯用の酸素ボンベをバッグに入れて肩にかけた。これで移動もOKだ。

9月になった。視力検査はパスしていた希ちゃんだったが、耳鼻科の医師と面談した際、「希ちゃんは高度難聴でほとんど聞こえていません」と言われた。

笑は（やはり……）と思った。希ちゃんの耳介の位置はかなり低く、低形成で、外耳道も狭かった。GCUではアラームが鳴りまくっていたにもかかわらず、希ちゃんはいつも爆睡していた。もしかして、聞こえていないのではと笑は思っていたのだった。

耳鼻科医からは、こうも言われた。

「目から見える情報を大切にしてください。それからスキンシップを多くしてください」

また、「将来的にもっと詳しく検査をして補聴器の使用を検討してもいいでしょう」と説明されて、笑は少し納得した。だがはっきり言えば、心臓などの重い奇形に比べれば、難聴はそんなに深刻なことではないという思いがあった。

帰り道で笑は、

「妊娠中からずっとお腹に向かって名前を呼んで、話しかけてきたんだけどなあ」

とぼそりと言った。航はいつもの冷静さで返した。

「きっと伝わっているよ」

9月の下旬に、いよいよ院外外泊をした。希ちゃんは自宅に戻った、いや、初めて自宅に来たのだ。２泊３日を無事に過ごし、医師たちも自信を深めた。さらにもう一度、10月初旬に外泊を成功させ、これによって希ちゃんの退院へのプログラムはすべて順調にやり遂げたことになった。

２０１９年10月８日、生後２７２日で希ちゃんは退院した。

6章　在宅医療的ケアと子育て

繰り返す酸素飽和度の低下

司法書士の仕事は、現場の打ち合わせも多数あるが、書類の作成などは比較的在宅での仕事がやりやすい。笑も航もそれぞれが事務所を持ち独立して働いていたので、お互いに時間の割り振りを融通して、どちらかが自宅にいられるようにした。また午前中に訪問看護ステーションから看護師がやってくるので、その時間帯は看護師に任せることができた。

退院当初、希ちゃんの呼吸状態は安定していた。サチュレーションモニターを装着しているので、酸素飽和度の状態は問題なく把握できた。希ちゃんをベビーベッドに寝かせ、扉を開けた状態で、夫婦は並びの部屋で夜間は眠ることができた。

笑は仕事も家事も、そして希ちゃんのケアもすべてこなした。医療的ケアをすることは、「大変な」ことではなく、「うれしい」ことだった。

笑たちはレスパイト（ショートステイ）も使おうと思った。医療的ケア児の面倒を見ていくうえで、レスパイトは重要な役割を果たす。どんな親でも必ずケアに疲れる。そういうときにレスパイトは役立つ。ただ、レスパイトに行くためには酸素ボンベや呼吸器を運搬する必要があるので、親からするとそれ自体が大きなストレスになるとも言える。

けれど、医療的ケアが持続可能であるためには、やはりレスパイトを利用した方がいい。笑と航も日赤医療センターをレスパイト先として、有効に使うことに決めた。

退院して3週間、希ちゃんの体調は順調だった。4泊5日のレスパイトを終えて、11月初旬に自宅に戻ってきた。

介護タクシーから降りて自宅へ上がり、希ちゃんをベッドに移して酸素投与をしながら口腔内吸引をすると、サチュレーションの数字がどんどん低下していった。正常であれば、90％台後半である。希ちゃんには心奇形があるため80台でも正常と言えた。

ところが、50台後半から60台までの間をフラフラしている。30分吸引を続けていると、ようやく70台まで数字が上がった。希ちゃんの顔色は決して悪くなく、あとから考えるとこれが判断を鈍らせることになった。

入院中、笑はGCUの看護師から「サチュレーションの数字にこだわるより、希ちゃんの顔色をよく見てください」と言われていた。この言葉が頭にずっとあったため、顔色が悪くないのであれば、様子を見ていいと判断した。でも、やはりその言葉は希ちゃんには当てはまらなかった。

確かに頬の色も、唇の色も悪くない。でもモニターの数字が安定しないのはやはりおかしかった。

サチュレーションが70台になり、しばらく様子を見た。ところが、少し時間が経つと、今度は60台にまで下がった。

「どうしよう?」

笑は航に不安を伝えた。

希ちゃんの呼吸器からは、1分間に3リットルの酸素が流れていた。サチュレーションの数字が下がるたびに、笑は酸素の流量を上げていった。数字はマックスの5リットルになっていた。酸素供給器では、これ以上酸素を増やすことはできない。

訪問看護師が来るまでまだもう少し時間がある。笑は電話をかけた。

「酸素が下がっているんです。酸素を5リットルにしてもサチュレーションが60しかありません。できるだけ早く来てください」

その間、サチュレーションは50台まで下がった。看護師が到着すると、すばやくバイタルのチェックをして日赤医療センターに電話を入れた。医師はすぐに救急車を呼ぶように言った。救急隊が来るまで看護師が希ちゃんに、酸素ボンベから6リットルの酸素を、アンビューバッグを使ってバギング（バッグを押すこと）で送り込んだ。しかし酸素の数値は上がらず、サチュレーションは46まで低下した。希ちゃんもぐったりし始めた。１１９番通報があと少し遅かったらと思うと、笑はゾッとした。

そこに3人の救急隊員が駆け込んできた。希ちゃんはストレッチャーに乗せられると、一気に救急車に運び込まれた。笑と航も乗り込んだ。救急隊員に声をかけて、吸引器をコンセントに挿し、酸素ボンベから救急車の酸素に付け替えさせてもらった。

救急救命士がバギングを続けていると、突然希ちゃんが泣き出した。笑は、（助かった！）と心の中で声を出していた。そして希ちゃんの生命力を感じた。

こうして緊急入院になった。

18トリソミーの子は、容体が急変することがあるとは聞いていたが、実際に体験するまではその状況は想像しにくいものだった。笑は恐怖の数時間を経験し、入院することでようやく一息つくことができた。

対応した小児科医は厳しい表情だった。

「この状態からよくならない場合、挿管して気道を確保することもあり得ますが、そうすると入れた管を抜けなくなることがあります。どこまで処置をするか、ご家族と相談して決めることになります」

笑に迷いはなかった。

「命を助けるために、必要な積極的な治療をすべてお願いします」

すると医師は航に顔を向けた。

「お父様も同じ考えですか？」

航はしっかりと頷いた。でも笑は、（もっと強くはっきり声に出して言って！）と心の中で叫んでいた。

だが、ＩＣＵに入ってみると、希ちゃんの呼吸状態はそこまで悪くなかった。酸素飽和度がやや落ち着いたところで、小児科病棟へ移った。肺の状態に特に異常はなく、心臓の機能も保たれていた。酸素の値が下がった理由は不明だったが、移動に伴って痰詰まりを起こした可能性はあった。

1日ごとにサチュレーションの数値が上昇していき、1週間で希ちゃんの呼吸状態は元に戻った。笑たちは医師と話し合いをし、自宅に戻れると判断して退院となった。

ところがこのあと、同じことが起こる。

11月の中旬にも酸素がダウンして希ちゃんは緊急入院になった。そして時間が経つと酸素が上がり退院になった。

今度こそ安定した日常が訪れるのではないかと期待をしたものの、退院してわずか1日でまたも希ちゃんのサチュレーションはダウンした。値は60%を切り、酸素の流量をマックスの5リットルにしても上昇することがなかった。むしろ値は低下していき、50台まで下がり、部屋中にアラームの音が鳴り響いた。

笑はこのままだとまずいと判断し、酸素供給器を6リットルの酸素ボンベに替えて、アンビューバッグを使って希ちゃんに人工呼吸をした。ちょうど退院前に、笑は「緊急時のアンビューは何秒に1回押すのですか?」と尋ねていた。看護師は、

「1分間に40回だけど、焦ると速くなってしまうから、2秒に1回押すといいです。吸うだけでなく吐く時間も大事。1吸って、2吐く要領で」

と助言をしてくれていた。笑はこのリズムを守ってアンビューバッグを押した。バギングをしていると酸素の数値が上がり始めた。80％台まで上昇した。これで大丈夫かな。そう思ってバギングを緩めると、サチュレーションは、70台……60台……50台と低下した。またアンビューでバギングを再開する。

この繰り返しに、これはもう無理だと判断して、深夜1時に救急車を要請した。希ちゃんは1か月の間に3回目の緊急入院となった。結局、このあと、希ちゃんをレスパイトに預けて休息を取るということはできなくなっていく。

気管軟化症の診断

入院するとすぐに血液検査を行った。誤嚥性肺炎から酸素が下がった可能性があるので、血中の炎症反応を見るためだ。サチュレーションは66％。希ちゃんは元気なく、力が抜けているように見える。笑は医師たちに希ちゃんを託して朝5時に帰宅し、少し仮眠を取ると仕事のため事務所へ向かった。

午前中に溜まった仕事を片付けて昼には病院へ戻る。サチュレーションは70台にまで回復しており、酸素の流量は2リットルに減らされていた。一安心したのも束の間、このあと、希ちゃんのサチュレーションは急激に低下し、小児科の医師たちが走ってベッドサイドに集まってきて病室は騒然となった。サチュレーションは20台まで下がった。

小児科病棟にいた希ちゃんはＩＣＵに入ることになった。鼻マスクでは酸素飽和度の改善がなく、希ちゃんの顔にはフルフェイスマスクが付けられていた。だがそれでも酸素飽和度の値は上がらなかった。

病院から笑の元へ電話がかかってきた。これからのことについて相談したいという。航も笑も相次いで病院に駆けつけた。面談室で医師の説明を受ける。

「炎症反応も出ていませんし、肺のX線写真もきれいです。だから誤嚥性肺炎ではありません。心臓の動きも変化はありません。でも酸素が下がってしまって呼吸不全の状態です。考えられるのは、気管軟化症です。気管は軟骨でできていますが、軟骨が柔らかいために息を吐くと潰れてしまうのです。それしか考えられません」

それだったら生まれつきの病気のはずだ。笑は疑問を口にした。

「どうして今になってこうなってしまったのでしょう?」

「気管軟化症は生まれて時間が経ってから症状が出てくることがあります。希ちゃんは、先天性食道閉鎖症でした。胎児期の人間は、気管と食道が一つの管なんです。それが分離して食道と気管になるんです。分離がうまくいかないと食道閉鎖になるわけです。こういう子たちは、気管が弱く、気管軟化症を合併しやすいんです」

「希ちゃんにはどういう治療があるでしょうか？」

「これから気管内挿管をします。挿管しないと酸素の状態を維持できません。ただいつまでも口から気管内チューブを入れておくわけにはいきません。気管軟化症に対応する唯一の方法は気管切開です。喉に孔を開けて、そこから気管カニューレを入れて気道を確保するのです」

「分かりました。挿管してください」

笑と航は廊下に出た。

医師たちは希ちゃんに鎮静剤を注射し、眠りにつかせた。自発呼吸は残っている。小児科の医師が左手に握った喉頭鏡で希ちゃんの口を大きく開け、右手に持った気管内チューブを口から気管の中に差し込んだ。チューブをアンビューバッグにつないでバギングすると希ちゃんの胸が上がる。

酸素を十分に与えたところで、気管内チューブの中に気管支ファイバースコープを入れて、気管の内腔を見る。気管内チューブを手前に向かって少しずつ抜いていくと、その先から内腔が潰れて閉塞していく。間違いない。気管軟化症だった。

処置と検査が終わり、笑と航は希ちゃんに面会した。口角にチューブが固定されており、チューブを止める絆創膏が顔にびっしりと貼られていた。希ちゃんは薬で眠っていたが、呼吸は楽そうだった。

笑は希ちゃんに声をかけた。

「今まで自発呼吸でいっぱいがんばってくれて、ありがとうね」

迷わず気管切開へ

18トリソミーの子は呼吸器系が弱い。無呼吸発作を起こすこともある。だから、笑が知っている18トリソミーの子どもたちで気管切開を受けている子はけっこういた。

笑は希ちゃんの状態を気管軟化症と思っていたわけではないが、明らかに呼吸器系が弱いことは十分に理解していた。そのため、今回の気管軟化症の診断が付く前から、医師に「うちの子は気管切開しなくていいんですか？」と何度か質問していた。

今回医師の方から気管切開の話が出たとき、笑には何の迷いもなかった。タイミングを逃したくない。手術が受けられる状態のときに気管切開をしてほしい。気管切開を受けると声が出なくなる。そのために気管切開を迷う家族が多いことも笑は知っていた。そして、気管切開のタイミングを逃して無呼吸発作から心停止になった子もいることを、笑は実際の話として知っていた。航も気管切開に迷いはなかった。

希ちゃんの体調を少しでもよくし、病院のスケジュールとうまく合わせて気管切開の手術が無事に行われるよう、笑は祈るばかりだった。

ところが、入院4日目に血液中の炎症の指標が上昇し始めた。抗生剤の投与と共に、血液培養や肺のX線撮影が行われた。結果は肺炎だった。誤嚥による肺炎を起こしていたのだ。医師たちは抗生剤をワンランク強くした。

気管切開の手術日は数日後に設定されていた。しかし発熱があり、サチュレーションが60％台しかない。こんな状態で手術を受けることができるのか笑には不安だった。だが、機会を逃せばそのまま取り返しのつかないことになるかもしれない。医師たちは前日まで手術に踏み切るか慎重に検討を重ねた。そして予定通り、12月6日に希ちゃんは気管切開の手術を受けた。これで通算4回目の手術だ。

手術が終わって笑たちはICUに面会に入った。点滴のルートを取るのに時間がかかったそうだが、気管切開自体は30分程度で終わったらしい。

口からチューブが抜けており、希ちゃんはすっきりしているように見えた。喉には気管カニューレが差し込まれており、それが人工呼吸器につながっていた。

でも、笑は動揺しなかった。また、一つ孔が増えたね。胃瘻と人工肛門に続いて三つ目。デバイスが増えてちょっとサイボーグみたいだけど……自分だってコンタクトレンズをしているし、メイクをして、ストレートパーマをかけて同じようなものだと笑は思った。喉に孔があったって、それで楽になるなら少しも嫌なことではない。

それに気管切開は見慣れている。実は今日の手術の待機時間に13トリソミーのらいちゃんとママが会いに来てくれた。らいちゃんは生後1か月に気管切開を受けていた。だから、気管切開はトリソミーの子にとっては日常の光景だ。希ちゃんの気管切開を見ても、笑はこれでまた自宅で生活が送れると期待感が増すだけだった。

笑はのちになって「後輩」のトリソミーの子の親から気管切開についての悩みをよく相談されるようになった。「気管切開することのメリットとデメリットは何ですか？」とよく聞かれる。

笑には、メリットだけだとしか思えない。確かに声は出なくなる。でも、声が出ないのと命を守るのとでは比較にならない。本人の呼吸が楽になるのだから、それはすべてメリットだ。

　あえてデメリットを挙げれば、それはケアが大変になることだ。1日に何度も気管内の痰を吸引しなければならないし、定期的に気管カニューレの交換もある。だが、それは親のデメリットであって、子のデメリットではない。子は親の所有物ではないという言い方があるが、幼い子どもを親がケアするのは当たり前のことで、親は進んでデメリットを受け入れるべきだというのが笑の考え方だった。

　また、もしかしたら、自分の子どもに気管カニューレが付き、そこまでして生きてどうするのかと、病気を受容できない人もいるのかもしれないと笑は考える。その気持ちは分からないわけではない。でも自分の考えとはちょっと異なる。

　笑と航はこれまで一緒に、希ちゃんのすべての治療を受け入れてきた。考え方がずれることは一度もなかった。1歳にもならない子どもが、自分の病気に関して手術を受けたいとか、受けたくないとか考えることはあり得ない。決めるのは親だ。

　0歳の子どもはある意味で本能だけで生きている。人間というよりも、生き物と言ってもいいかもしれない。では、本能で生きている生き物である希ちゃんが、「生きたくない」と思うであろうか。

そんなことは絶対にない。子どもは本能で「生きたい」と思っているはずだ。だったら親はできる限りのサポートをすべきであり、それが親の務めだろう。笑は、希ちゃんの治療に関して一歩も引く気はなかった。

手術から3日が経った。夫婦で面会に行くと、希ちゃんの頰はピンク色になっていた。サチュレーションモニターを見ると、上半身も下半身も値が90％台に乗っていた。手術の効果は絶大に見えた。ただ、このあとに少しずつ問題が出てくる。

7章　再び自宅へ

新型コロナ・パンデミック

気管切開して2週間が経った。この日は喉の抜糸と、初めての気管カニューレの交換を行う。笑と航は朝から病院に詰めた。時間になり、小児外科医がやってきた。手際良く抜糸を済ませ、次はいよいよカニューレの交換である。在宅になったら、これを自分たちでやらなければならない。

医師がカニューレをよく見せてくれた。形がL字型である。だから、くるっと回転させるように抜き、くるりと回転させながら喉の孔に入れる。医師の動作を見ながら、笑はその手つきを頭に叩き込んだ。

年末が近づいていた。できれば年内に退院したい。でも、カニューレのケアの仕方や、気管内吸引の手技など、笑たちには覚えなければならないことがまだまだあった。焦っても仕方がない。ケアの習得が第一だ。こうして2019年は終わっていった。

年が明けて、笑と航は順番に小児科病棟内の個室で院内外泊をした。24時間希ちゃんに付きっきりで医療的ケアの練習を行なった。笑にとって一日丸ごと希ちゃんと一緒にいられるのは、幸せそのものだった。

二人が問題なく24時間の付き添いを成し遂げたのを確認し、医師は退院の日を決めた。2020年1月9日だ。それは希ちゃんの1歳の誕生日である。

その少し前、希ちゃんの状態が安定していたので、笑たちは自宅で新年会を開いた。これまでにネットやリアルの世界で知り合った18トリソミーの子の親たちに声をかけた。たちまち何人もの家族が集まった。18トリソミーの子どもが5人、その親たち、そして子どもを失った母親も。笑たちを含めて総勢21人にもなっていた。

笑は手料理を振る舞った。笑が作る料理は、種類が豊富で、色とりどりで、量もたっぷりある。料理は得意だったし、元々ホームパーティーが好きだった。和食を作れば「居酒屋まれ」、洋食を作れば「ビストロまれ」とみんなから言われていた。

その新年会で笑は、友だちの友だちとして、ある母親に出会った。さくらちゃんのママだ。日赤医療センターに導いてくれたブログを書いていたさくらちゃんママである。

笑は、お礼を述べた。

「さくらちゃんのブログのおかげで、日赤医療センターが18トリソミーの子にも治療をしてくれると知りました。希ちゃんが生まれることができたのは、ブログのおかげです」

さくらちゃんママは穏やかな笑顔になった。

「希ちゃんママのお話をうかがって、私は、このためにブログを書いていたんだなって思いました」


退院の日、笑はどうしても抜けられない仕事が入っていたため、航が希ちゃんを連れて介護タクシーで自宅へ帰った。ただ、実はこの退院は問題も抱えていた。

気管切開をしたのだから、サチュレーションは問題なく上がるはずだった。ところが予測通りにはいっていなかった。胃瘻からミルクを注入すると、サチュレーションが低下傾向になるのだ。胃が膨れることで、肺を圧迫してしまうというのが医師たちの見解だった。

希ちゃんの左肺は半分しかないうえに、残っている上葉は低形成だった。右肺が健常児のように十分に広がっているかというと、胎児期に肺嚢胞に圧迫されていたため、右肺だって完全には正常とは言えない。胃にミルクが入るだけで呼吸器に障害が出る状態だった。

笑たちが院内外泊していたときも、実は希ちゃんのサチュレーションは完全には安定しないことがあった。病院の呼吸器は6リットルまで酸素を上げられる。退院の前日は酸素をマックスにしても、ミルクを入れるとサチュレーションが60％台まで低下した。笑は、一瞬退院は無理かと考えた。しかし医師たちの判断は、気道が確保されているし、胃の膨張が肺に負荷をかけているとしっかり理解して対応できれば、退院はできるというものだった。

航が介護タクシーで希ちゃんを自宅へ戻した。訪問看護師も出迎えてくれた。そこに笑も合流した。そのとき、希ちゃんのサチュレーションは50％台だった。

看護師は「これは無理です。病院に戻りましょう」と難しい表情になった。笑たちは酸素をマックスにしてバギングも併せておこなった。病院に電話を入れて対応を話し合い、結局、希ちゃんはサチュレーションが70％台の状態でそのまま在宅の生活に入ることになった。

出だしは決していいとは言えなかった。それでも笑は希ちゃんを家族の一員として迎え、一緒に時間を過ごしたかった。

この頃、世間には不気味なニュースが流れていた。中国武漢で発生した謎の肺炎が世界へ広がろうとしていた。原因ウイルスは新型コロナウイルスと名付けられた。このあと、日本では豪華客船ダイヤモンド・プリンセス号の中で感染者が多数出て、日本各地でも少しずつ患者が増えていった。

3月11日にはWHO（世界保健機関）がパンデミックを宣言し、4月7日には日本政府が1回目の緊急事態宣言を発出する。ここから先、感染爆発となり、日本はコロナ禍に引きずり込まれる。

笑も航もダイヤモンド・プリンセス号のニュースを見ているときに、その先の世界を予見することは全然できなかった。結局このあと、日赤医療センターは患者家族の面会を原則としてストップするようになる。その結果、希ちゃんと笑たち夫婦は引き裂かれるようになっていくのだが、夫婦はまだそのことを知らなかった。

気管切開だけでは解決しない

希ちゃんがGCUにいた頃に、笑は、きぃちゃん、みーちゃんの家族と仲良くなっていた。きぃちゃんもみーちゃんも、希ちゃんと同じく2019年1月生まれだった。仲良くなった理由は、きぃちゃん、みーちゃんのパパやママが、笑を見て「ブログをやっている希ちゃんママですか?」と声をかけてきたからだった。

これには笑も驚いた。笑はブログに写真をあげていたが、顔出しはしていなかった。なぜ気づかれたのか? それは笑が手にしていたカバンだった。笑のカバンを見て、GCUの前の廊下や授乳室で声をかけてきたのだ。

話してみると、きぃちゃんもみーちゃんも18トリソミーだった。そして日赤医療センターで同じように治療を受けていた。年齢がほとんど一緒であることには本当に驚いた。笑たちは「1歳になったら一緒に誕生日会をやろうよ!」と提案した。みんなも大賛成だった。1歳の誕生日を合同で祝うことが、3家族の夢になった。

ところがその誕生日会を前にして、希ちゃんのケアは難しい状況になっていく。

前年11月の入院のとき、希ちゃんの血糖値が低いことが分かった。そこでミルクにトウモロコシ澱粉を混ぜて胃瘻から注入するようになっていた。日中は3時間毎に6回、夜間は24時から朝6時まで持続注入だった。持続注入は本来人間にとって生理的な栄養の与え方ではない。しかし、24時間連続のケアには無理がある。次善の策として夜間のみの持続注入になったのである。

胃瘻から注入するのはミルクだけではない。心臓や肺、腎臓を守るための薬が8種類あった。それを定期的に入れていく。

気管切開孔からは、1日3回薬液を吸入させて肺をケアした。そして最も大変だったのは、痰の吸引である。気管切開し、気管の中にカニューレが入ると、それが刺激になり痰が湧く。痰を定期的に吸引しなければ、痰が詰まり肺炎になる。眠っている時間帯は痰の量は少なくなるが、目を覚まして動いている時間帯はどんどん痰が湧いてくるので、それを吸引していかなくてはならない。

だが、笑も航もこうしたケアを負担に思うことはなかった。これくらいなら十分にやっていけるという自信があった。でも訪問看護師には「この状況を家で看るとは、ものすごい覚悟で退院しましたね」と言われて、笑はなんとも微妙な気持ちになった。それって褒めているのか、呆れているのか。

1月9日に退院し、3日後の朝には希ちゃんは急激に状態が悪くなった。朝6時に航が希ちゃんのケアをしていた。希ちゃんが少し咳き込んだと思ったら一気にサチュレーションが低下した。航は急いで気管内吸引をして笑を起こした。笑がモニターを見ると値は51％。航は必死になって吸引をし、酸素流量をマックスにまで上げたがサチュレーションはさらに下がっていく。

アンビューバッグを酸素ボンベにつないでバギングをしたが、やはり酸素は50台から上には上昇しなかった。もう限界だった。笑は救急車を要請した。

希ちゃんは日赤医療センターのＥＩＣＵ（救急集中治療室）に入った。肺のＸ線を撮影してみると、左肺が無気肺になっていた。咳をした瞬間に痰が左肺に詰まったのだ。希ちゃんの左下葉には肺嚢胞があって、それは切除している。残った上葉は元々低形成であまり機能していない。それでも無気肺になれば、ここまでサチュレーションが落ちる。

しかし考えようによっては、左肺で助かった。これが右肺の無気肺だったら希ちゃんの命は危なかったかもしれない。

希ちゃんはちょっと体位を変えたり、抱っこをしたりするだけでサチュレーションが下がることがある。呼吸器系がギリギリのところでバランスを取っているのだ。気管切開をすれば、呼吸状態が格段に改善するのではないかという期待を持っていたが、それだけでは万全ではなかった。気管切開は最低条件であり、希ちゃんがこれから成長することで呼吸器系が強くなっていかなければ、同じようなトラブルはいつやってくるか分からない。

ＥＩＣＵでの集中治療は1週間を超えた。希ちゃんの呼吸状態は日毎によくなっていった。10日をすぎて小児科病棟に移り、２週目に希ちゃんは退院になった。

今後の在宅ケアについてはいろいろ考えなくてはならない。これまでは日赤医療センターに近いという理由で訪問医をお願いしていなかった。これからは看護師だけではなく、医師にも来てもらう必要がありそうだ。

1月下旬、念願だった合同誕生日会を開催できた。希ちゃんの家に、きぃちゃんとみーちゃんが来てくれた。料理を揃え、部屋の中をデコレーションし、友だちを迎えた。

希ちゃんは呼吸器が付いているためベッドから動けないけど、きぃちゃん、みーちゃんは自由に外出できてすごいなと笑は思った。笑たち夫婦は、きぃちゃんママ、みーちゃんママとたくさんお喋りをした。同じ18トリソミーの子どもを持つ親同士、語らなくても分かり合えることがいっぱいあったが、それでも笑たちはいっぱい語り合った。

同じ病気の仲間……とはちょっと違う。戦友だなと笑は思った。

気管出血が始まる

新たな問題が起きていた。希ちゃんの気管内にチューブを挿入して痰を吸引すると、痰に混じって血液が滲むようになった。最初は少ない量で気にしていなかったが、次第にはっきりと出血していると分かるようになった。2月下旬にはかなりの量の血が引けてくるようになった。

訪問医に相談すると、「これは原因をはっきりさせた方がいいですね。いくつか可能性があるけど、日赤の先生によく調べてもらった方がいいですよ」と助言を受けた。笑が日赤に連絡を取ると、やはり入院という流れになった。

入院後、小児科の医師たちは希ちゃんの気道のX線を撮った。よく見てみると、希ちゃんの気管がすこし曲がっていて、気管カニューレの先端が気管の壁に当たっているように見える。カニューレの種類を変更するとか、体位を整えるなどの方法でしか出血は止められないかもしれない。

まずは希ちゃんが動くのを止めるのが最優先になる。鎮静剤を使って希ちゃんが眠ってくれればカニューレの先当たりは防げるはずだ。医師たちは必死になって希ちゃんに点滴を入れようとしたが、どうしても血管が見つからない。太い静脈から心臓に向かって中心静脈カテーテルを送り込むことも試みたが、うまくいかなかった。

生まれてから1年間、あらゆる血管に点滴針を刺され続けてきた希ちゃんには、もうはっきりとした血管は残っていなかったのである。点滴のルートを取ることは諦めて、希ちゃんの胃瘻から鎮静剤を注入することになった。これによって希ちゃんは一日中うとうとするような状態になり、気管からの出血も減っていった。

気管出血はもう一つの問題を起こしていた。血液が肺に流れ込んでおり、固まった血液で希ちゃんは誤嚥性肺炎を起こしていた。肺ケアと抗生剤の注入によって肺炎は少しずつ改善していった。

大人が気管の中に気管内チューブを入れるとき、カニューレにはカフと呼ばれる「風船」が付いている。手前の注入孔から空気をプッシュすると風船が膨らむ。風船が膨らめば口内の唾液が気道の奥に流れ込んでいくことを防げる。だから大人ではカフを使うことが常識である。

だが、子どもの場合原則としてカフは使わない。カフが膨らんで気道の粘膜に当たると気道の壁が瘢痕となって狭窄をきたすことがあるからだ。ただ、希ちゃんの場合、出血の原因が完全に明らかになったわけではなく、今後も出血による誤嚥性肺炎を起こす可能性があった。そこでカフ付きのカニューレを試すことになった。

笑と航はこうした話を医師からあとでまとめて聞くことになった。新型コロナウイルスの感染拡大により、希ちゃんへの面会は極めて限定的になっていた。夫婦は希ちゃんを病院に預ける形で、医師に時間を作ってもらって気管出血の説明を受けていたのだった。

話を少し先に進めると、このあと希ちゃんに対しては何種類ものカニューレが試みられた。柔らかい素材にしたり、逆に金属製のものも使ってみたりした。だが、どのカニューレを使っても気管出血は止まることがなかった。

3週間の入院を経て、状態がそれなりに落ち着いた希ちゃんは退院になった。

桜を見に行く

3月20日。東京の桜は三分咲きだった。一家は桜を見に行くことにした。ベビーカーに呼吸器・酸素ボンベ・モニターを積んで家を出た。外出すること自体は、いつも病院へ通院しているので、特に緊張することではない。でも、病院に行くために自宅を出るのと、家の近くの桜並木を見に行くのでは、心の持ちようがまったく違う。

やはり、うれしい。心が弾む。1年前は病窓から希ちゃんは桜を見ていた。今度は直に桜を見ることができる。風が吹けば花びらを感じることもできる。

航がベビーカーを押し、笑は動画を撮影した。

笑は希ちゃんにたくさん話しかけた。

「風がちょっと冷たいかな？　希ちゃん、大丈夫？」

「太陽は眩しい？」

「緑の匂いはどう？」

「桜、きれいでしょ？」

笑の脳裏には、これまでNICUやGCUでお別れしてきた何人ものお友だちの顔が浮かび上がった。あの子たちの分まで、希ちゃん、桜を楽しんでね。希ちゃんは心臓の根治手術も終わっていないし、理由の分からない気管出血も続いている。ミルクを注入するとサチュレーションが低下してしまうし、とても万全の体調とは言えない。

でも、こうやって桜の木の下を家族で散歩できるなんて、幸せとしか言いようがない。

命を諦めずにこれまで家族でがんばってきた。これからもがんばりたい。家族が心を一つにして、いろいろな危機を乗り越えて大切な命を守りたいなと笑は心を新たにした。

そしてそれが家族だと思った。楽しいときに一緒に過ごすのが家族。それは当たり前で、家族の誰かが大変なときや悲しいときに、支え合えるのが家族だ。笑と航の夫婦という基盤があるところに、希ちゃんという子どもが来てくれたのは、奇跡としか言いようがない。

希ちゃんは弱い子どころか強い子だ。笑は若い頃に虫垂炎の手術を受けただけで、帝王切開は2度目の手術体験だった。帝王切開のとき、笑は怖くて身がすくんでいた。ところが希ちゃんは難しい手術を何度も乗り越えている。それだけでこの子は親を超えているなと笑には思えた。

この子と一緒にずっと家族でいたい。

だけど、トリソミーの子が親より長く生きられないことも十分に分かっている。トリソミーの親たちは、いつ自分の子どもが亡くなるんだろうと恐怖に怯えながら毎日を過ごしている。今は元気でも、いつどうなるか分からない。子どもを亡くす親になることが怖くて堪らない。

笑は友人から「強いママだね」と言われるが、それは希ちゃんの命を繋ぎたいから強いのである。不安と恐れはいつでも持っていた。楽天的に考えたことは一度もない。だからこそ、この時間を大切にしたい。

この子と一緒にずっと家族でいたいという思いは、笑にとって絶対に譲れない心からの願いだった。

8章　深夜の大量出血

気管出血が止まらない

3月下旬の深夜、気管内吸引をしていると血液がどんどん引けてきた。そのうち、気管カニューレから血液が噴き上がるように出てきて、希ちゃんの服は血まみれになった。この出血のしかたはこれまでとは比べ物にならない。大量出血だった。夫婦は救急車を要請した。

日赤医療センターのＩＣＵで小児科医たちは対応に苦慮していた。出血の理由が分からない。ただ、希ちゃんの体動に伴って出血がひどくなることは明らかだった。そうすると治療法はやはり鎮静をかけて眠らせるという方法しかない。点滴のルートがないことはやはり問題が大きかった。

医師から「来週にでもカテーテルを入れる手術をやりたいと思います。注射薬を入れられないことには闘いになりません」と言われた。笑たちにはもちろん異存はなかった。少しでも早くルートを確保してほしい。

医師との面談が終わると、特別に15分だけ面会が許可された。鎮静で眠っている希ちゃんの頭を笑が撫でると、希ちゃんは右手を上げた。まるで「がんばる！」と言っているように笑には見えた。

4月初旬、希ちゃんは中心静脈カテーテルを鼠径部から入れる手術を受けることになった。大きな手術ではないものの、5回目の手術である。手術室で全身麻酔を受け、鼠径部を切開し、心臓に向かってカテーテルを留置した。

中心静脈カテーテルは一旦留置すると、どんな薬剤でも投与できるという利点と、上手に管理すれば年単位で長持ちするという利点がある。その反面、もし感染が起こると細菌が直接心臓に及ぶというリスクもある。つまり中心静脈カテーテルは「命綱」であると同時に、「爆弾」でもあると言えた。

カテーテルの留置が無事に終わると、胃瘻からの鎮静剤と併用して、カテーテルからも希ちゃんを眠らせる薬を持続注入した。体の動きが止まって気管からの出血はやや下火になった。それでも1日に何度か痰の吸引が必要で、その度に痰に混じって血液が引けていた。なかなか先の展望が見えない状態になっていた。

筋弛緩剤を使って人工呼吸

その後、改善が見られないまま時間が経過していった。4月中旬のある日の午前中に、仕事中の笑に病院から電話がかかってきた。小児科の医師だった。

「希ちゃん、実は昨日からさらに容体が悪くなりました。また気管出血を起こしてそれが肺の中に流れ込んだようです。現在、無気肺の状態になっていて、さらに呼吸が悪くなっています」

「……それで、どうなりますか？」

「鎮静剤に加えて筋弛緩薬を使います。深く眠らせて動きを完全に止めます。呼吸が止りますので人工呼吸になります。その間、肺ケアと抗生剤を使って肺の状態をよくしていきたいと思います」

「気管出血、なぜ続くのでしょうか？」

「……それは現時点では分かりません。今は肺の状態をいい方向に持っていくことが最重要です。現在、希ちゃんの酸素濃度は１００％です。条件としてはマックスの状態ですから、これ以上悪化すると、もう手の打ちようがありません」

「分かりました。やはり、面会はできないのでしょうか？」

「コロナがこういう状況ですから、ご容赦ください。希ちゃんの容体に変化があればお電話で連絡しますので」

「……」

笑には不安しかなかった。でも、家族の面会を制限している病院の方針も一方でよく理解できた。院内で感染が起きたら大変なことになる。病院が命を守るために面会制限をしているのだから、家族はそれに従おうと思った。それに病院の医療スタッフは信頼できる。全力で治療に当たってくれているのだから、信じて期待することにした。

医師からの厳しい説明

しかし期待通りにはならなかった。2日後病院から電話があり、笑と航は病院の面談室で小児科医と向かい合った。

「気管出血がまだ続いています。昨日、また血液が肺に流れ込み、サチュレーションが20％台まで下がりました。酸素濃度はすでに100％なので、これ以上やりようがありません」

「やりようがないと言われても、私たちはまだ諦めていません」

笑ははっきりと言った。

医師は二人を見てから口を開いた。

「率直に言って厳しい状況です。いつ急変するか分かりません」

笑は、そのことは十分に分かっていた。

「覚悟をしてください。もしものときは、心臓マッサージなどの蘇生をどうしますか？」

面談室の空気が重くなった。難しい表情で医師が話を続ける。

「心臓マッサージを30分以上続けて反応がなければ一般的にはもう効果はありません。小さい体に心臓マッサージをすると肋骨が折れることがあります。強心剤を投与すると、心臓を無理やり動かすことになるので、希ちゃんの場合、そのダメージも大きくて、そこまでしても蘇生は難しいかもしれません。いえ、難しいです」

「……」

「強心剤を使わないで心臓マッサージだけをしても通常、回復は困難です。デメリットしかありません。小さい体でここまで頑張ってきましたけど、希ちゃんにもしもの場合、そのような蘇生行為をしますか?」

笑は間を空けずに言った。

「必ず30分以内に到着しますので、心臓マッサージをしてください」

航も頷いた。

医師は少し黙り込んでから「分かりました。最善を尽くします」と引き締まった表情で答えた。

それから笑は毎日、怯えながら仕事をした。病院から電話がかかってこないか心配で仕方なかった。電話が鳴ったときは、希ちゃんの心臓が止まったときかもしれない。仕事関係の電話がなるたびに、笑はビクッとした。

他のことを考えていないと頭の中で悪い思考ばかりが増幅していく。笑はそんな不安を振り払うように仕事に没入し、集中した。

9章　心停止

初めて辛くて泣く

２０２０年４月24日、笑は朝から都内の銀行で不動産決済の立会いをしていた。すべての仕事を終えて、地下鉄に乗って事務所に戻るとき携帯電話が振動した。表示は病院だった。看護師の緊迫した声が聞こえてくる。

「希ちゃん、先ほど急変して容体が悪いんです。ママ、すぐに来てください！　どのくらいで来ることができますか？」

「すぐ行きます。タクシーで急いでいきます。もしものときは、できる限りのことをしてください！」

笑はタクシーに飛び乗り、日赤医療センターに向かってもらった。急いで航に電話をかける。

「希ちゃんが急変した！　私、このまま医療センターに行くから、パパもすぐに来て！」

15分後、笑は病院に到着し、ＩＣＵに向かった。扉のインターフォンを押すと小児科の医師が現れた。笑は医師と共に面談室に移動した。まだ航は来ていない。待っていられる状況ではないので、笑だけで話を聞くことにした。

「希ちゃんは、午前11時30分に痰詰まりを起こして急変しました。呼吸停止に引き続いて心停止になりました」

笑はドキッとした。まさか希ちゃんが亡くなったのか……。医師が話を続ける。

「心臓マッサージを行いましたがなかなか回復せず、25分経ってようやく拍動が再開しました。経験的に25分後に心臓が動き出すのは奇跡的だと思います」

「よかった……、それでこのあとは」

「ギリギリ蘇生できましたが、このあとの1日、2日が厳しい状況となります。お母さんとご主人には院内待機をお願いします。それから、面会なんですが、今夜は特別に20分までなら許可します。祖父母の面会も許可します」

笑は「祖父母の面会」という言葉を聞いて、（ああ、そんなに厳しいのか）と緊張を強いられた。

面談室のテーブルの上にはティッシュペーパーの箱が置かれている。たくさんの家族がここで泣かされて、このティッシュペーパーを使っているのだろう。

笑は、絶対にティッシュなんか使うものかと思った。だけど、医師の話を聞いているうちに、あまりにも辛くて涙が流れ落ちた。止まらなくなった。こんなに泣いたのは初めてだった。

お腹の中の希ちゃんが18トリソミーと宣告されたときだって、泣くどころか、逆に「積極的治療を受けてこの子の命が続くようにできる限りのことをしよう」と意欲を燃やした。希ちゃんのことを一度だって可哀想だと思ったことはない。自分の運命を嘆いて泣いたことだって一度もない。

希ちゃんは確かに障害児だけど、こんなにも可愛くて、こんなにも頑張り屋さんで、みんなに自慢して回りたいくらいだった。だから泣きたくない。

医師の言葉が追い打ちをかける。

「このあとですが、あと1日くらいでさらに悪くなる可能性があります。次は悪くなっても、もう心臓マッサージはできません。希ちゃんにとってメリットがないし、人道的にもうできません」

その言葉を聞き、自分の無力さに涙がさらにこぼれた。

医師が部屋を去ったあと、笑がＩＣＵ前の廊下に出ると、航が到着した。笑はこれまでの経緯を航に伝えた。廊下にはソファーがあった。今夜はこのソファーで眠ることになる。

夜になり、面会を許されて笑はＩＣＵの中に入った。希ちゃんは深い眠りの中にいた。笑が希ちゃんの枕元でそうっと話しかける。

「次に急変したら、見守るしかないというから、絶対に悪くならないでね。いいね。絶対に悪くなっちゃダメだよ」

笑は廊下のソファーで横になった。もう深夜だ。航も身を横たえた。

笑は思った。夢であってほしい。少しウトウトして目を覚ましたら、やっぱりＩＣＵ前の廊下だった。結局眠ったのは明け方だった。

48時間を超える

朝になった。希ちゃんの心拍数は不安定な状態が続いていたが、しだいに落ち着いて行った。ときどきサチュレーションが低下するものの、そのたびに医師や看護師が痰を吸引したり、吸入薬を使ったりして、呼吸状態をなんとか保っていた。

昼になり、心停止からちょうど24時間が経った。そのタイミングで笑と航はＩＣＵに入った。笑は希ちゃんに触れてみた。温かい。人工呼吸だけど、胸が上がって下がる。息をしている。

「偉いね、希ちゃん。とてもすごいことだよ！」

笑は思わず話しかけていた。

ベッドサイドに医師たちも近寄ってきた。

「いやあ、希ちゃんの底力だねえ」

「希ちゃんは只者ではないよ」

医師たちにもこの回復力は想定外だったようだ。だが、まだまだ油断はできない。でも、こうして踏みとどまってくれていることが、笑には心底うれしかった。やっぱり希ちゃんは頑張り屋さんだ。

笑は大急ぎで自宅に戻り、シャワーを済ませ、愛犬のレオに餌をあげて、事務所に寄って郵便物を整理し、着替えを持って病院へ戻った。廊下のソファーで航と並んで座った。

笑はポツリと言った。

「希ちゃんの生命力を信じて一緒にがんばりたい……」

航は静かに言った。

「諦めたらそこで試合終了だ」

昨日はこれ以上希ちゃんにがんばらせるのは可哀想で、希ちゃんにとってつらいだけでメリットがないと言われた。

でも、やはり笑は期待してしまうのだった。がんばれ！　と思ってしまう。命を諦めたくないと笑は心の中で叫んでいた。

心停止から48時間が経った。恐れていた容体悪化は今のところ起きていない。このあとどうなるか、それは誰にも分からないけれど、今は安定している希ちゃんを見て安心できる。笑たちは医師と面談室で向かい合った。

「希ちゃん、強いです。ここまで回復するとは予測できませんでした。30分近い心停止が起こると、蘇生後に多臓器不全になることが多いんです。でも、採血の数値を見ると、結果は悪くありません。ここから回復するかもしれません」

夫婦は思わず顔を見合わせた。

希ちゃんは強い子でいい子だ。私たちのお願いをちゃんと聞いてくれて、ここまで回復してくれた。医師は「このあとも集中治療を続けますが、いい方向に向くかもしれません」と夫婦を励ますように言った。

そして実際、希ちゃんの状態は安定していた。笑と航は3日間廊下のソファーに寝泊まりした。医師から「一度ご自宅にお帰りください」と言われ、二人は身の回りの荷物をまとめ自宅に戻った。

目が開かない

笑は今回の心停止で希ちゃんが本当に死に近づいたことを実感した。これまでも命の瀬戸際で病気と闘ってきたつもりだった。それは間違いないが、ここまでではなかった。どこまで蘇生治療をするかを主治医と相談し、心停止が起き、現実に我が子の命が失われるような場面になった。そうなって初めて思う。今までの自分は、同じような経験をした友だちの気持ちをちゃんと理解できていたのだろうかと。

自分はこれからも同じトリソミーの友だち家族に寄り添いたい。冷静さと優しさを常に持っていたい。そして自分たち家族のことだけでなく、周囲の人たちのことも考えて行動していきたいと思うのだった。

心停止から4日経ち、希ちゃんの病状は山を越えた。この日、特別に10分間だけ希ちゃんに会えることになった。

夫婦は希ちゃんの頭を撫でた。ベッドサイドには主治医も来ていた。

「30分近く心停止をしましたので、その影響による低酸素脳症がどの程度のものなのか、鎮静を解除してから検査をしてみないと分かりません。命はなんとか繋ぎ止めましたけど、もう目を開けないかもしれません」

二人は医師の言葉を聞いても絶望的な気持ちにはならなかった。いま、命が存在していることがうれしい。この先、目を開けるかどうかは誰にも分からないはずだ。希ちゃんが心停止から回復したことだって、医師にとっても奇跡的なことだったはずだ。

希ちゃんを見つめながら、航が言う。

「でも、どんな希ちゃんでも、希ちゃんは希ちゃんだからね」

笑も明るい声で言った。

「希ちゃんが目を開ける方に100円!」

航も同じ方に乗って、賭けは成立しなかった。厳しい説明をした主治医も、「自分も開ける方に賭けます」と言ってくれた。

在宅へ何度でも挑戦

心停止から回復した希ちゃんだったけれど、気管出血の問題は解決したわけではなかった。出血を止めるためには鎮静剤と筋弛緩薬で動きを止めればいい。しかし筋弛緩薬を使っている子は咳をしないため、痰詰まりが起きやすい。痰詰まりは最悪心停止にまで至る。医師たちは、薬の種類と量を微妙に調整して、少しずつ希ちゃんを覚醒させる方向に持って行った。

笑たちの面会は数日に1回、15分程度だった。コロナ禍で許される面会はそれが限界だった。昨年6月に広島写真展で友だちになったママから、希ちゃんが早く元気になるようにとの願いを込めた布製の鯉のぼりが送られてきた。笑は鯉のぼりを持って、ＩＣＵに面会に行った。心停止から10日が経っていた。

笑は希ちゃんのそばに鯉のぼりを置いて、希ちゃんの顔を覗き込んだ。眠っている希ちゃん。だけど、希ちゃんは薄く目を開けていた。

笑は舞い上がった。ほんのちょっとでも目を開けてくれてうれしい！

ただ、希ちゃんの筋弛緩薬はすでに終了しており、鎮静剤もかなり少ない量になっているため、目を開けるだけではなく、動いていることが本来の姿なのであった。

(そうか……心停止前の希ちゃんにすぐに戻るということはやはり難しいことなのか)

それでも笑は気を取り直した。命が助かっただけでもありがたい。もし、これから先、前と同じように笑えなくなっても、リハビリをしておうちに連れて帰りたい。家族揃って自宅で過ごしたい。子どもは可能性のかたまりって誰かが言っていたことを思い出す。低酸素脳症による後遺症があっても、私たち家族は前向きに生きていこう。

笑は希ちゃんに声をかけた。

「また帰ろうね、おうちへ」

笑は希望に燃えていた。

5月下旬に主治医と面談した。新しく担当になった医師だった。その医師は険しい表情で治療の問題点を次々と挙げていった。

心臓の機能を表す数値、全身の浮腫の具合、気管からの出血。医師は言いにくそうに口を開いた。

「今後、希ちゃんの治療をどう考えていますか？」

笑はその質問に戸惑った。「どうしたいですか」と聞かれても、「子どもを死なせたくないです。命を守るためにできる限りのことをしたいです」と答えるのみだった。笑には、病院とはそれを原則とした場所だという思いがある。違う答えなんてあるのだろうか？

医師は先の見通しを語った。希ちゃんは、今後ゆっくり悪くなっていくか、急変して一気に悪くなるかのどちらかだと言った。

笑はその言葉に疑問を持った。

（そんなこと誰にも分からないじゃない！）

医師は今後、鎮静剤を切っていきたいと言う。でも鎮静剤がゼロになれば気管から出血して今度こそ亡くなるかもしれないと確認を迫ってくる。コロナ禍で面会が強く制限されている中で、薬を切る必要はないようにも思える。しかし低酸素脳症の状態を確認するためには覚醒させる必要がある。治療を前へ進めるためには、やはり鎮静剤は切る方向で進めてほしい。だが、それは気管出血で亡くなってもいいという気持ちではない。

笑たちには、自分たちが諦めたらすべて終わりだという気持ちがあった。でも医師はどう思っているのか。心停止からの蘇生があって、今の希ちゃんがいる。蘇生してからの時間を医師はロスタイムのように思っているのだろうか。笑は重い気持ちで面談を終えた。

5月末に病院から電話があり、希ちゃんがICUから小児科病棟に出たことを知らされた。一歩前進だ。予期していたこととはいえ、やはり喜びの気持ちが湧く。

小児科病棟でリハビリを進め、体位や吸引の工夫を重ね、希ちゃんは少しずつ退院へ向かって行っていた。最後に夫婦が練習したのは蘇生の方法だった。バギングはこれまで何度もやっていたが、心臓マッサージを覚えた。そしてバギングと心臓マッサージを組み合わせて蘇生させる方法も学んだ。

こうして2020年7月10日、長い入院を経て希ちゃんは自宅に帰ることになった。希ちゃんは、1歳6か月。体重は5キログラムだった。夢に見た在宅、もしかしたら叶わないかとも思った在宅がリスタートした。夫婦に加えて訪問看護師と訪問医でチームを組んで、新しい生活を始めた。

新型コロナの感染状況は拡大の一途を辿り、結果として笑も航も在宅勤務が増えた。その分、希ちゃんのケアがこれまで以上にできるようになった。笑は仕事を減らして希ちゃんのお世話に力を集中しようとは思わなかった。仕事もケアも両方やりたい。

世の中には専業主婦の女性だってたくさんいる。それなのに、笑は重度の医療的ケアを必要とする希ちゃんを看ながら、仕事もしていた。仕事をすることが絶対的に正しいと考えているわけではない。笑が理想とするのは、多様な社会だ。

どんな家族構成であっても……もっと言えば、家族の中に障害児がいても、母は働いたり、家にいたり、自分が思い描くような生き方に少しでも近づけるような、そんな選択可能な世の中であってほしい。笑は全力で希ちゃんを守り、また同時に仕事を全力でやるという道を選んだ。そういう生き方を大事にしたかった。

10章　肝臓にがんが見つかる

10章　肝臓にがんが見つかる

「AFPを調べてください」

夏を越すことはできたが、秋になりサチュレーションの低下が頻繁になった。アンビューバッグでバギングすることも日常的になってきた。気管からの出血は依然として続いており、原因も不明だし、どうすれば対処できるのかも不明だった。

バギングすればサチュレーションがそれなりの数字まで上がることが常だったが、ある日、何時間バッグを押しても数値が上がらなくなった。これはもう限界だと感じて救急車を要請して日赤医療センターに向かった。やはり誤嚥性肺炎だった。

鼠径部から入れた中心静脈カテーテルは命綱として機能していた。そこから抗生剤を投与して感染を抑えることにした。看護師たちは懸命に肺ケアをしてくれて、希ちゃんの状態は少しずつ上向いていった。

2020年の秋はコロナ第2波が収まりつつある時期だったが、面会は厳しく制限されていた。笑は仕事を一日も休まず継続し、病院の医師と連絡を取りつつ希ちゃんの状態を把握していた。

この年の夏、笑は親しくしている18トリソミーの子の母親から、我が子の肝臓にがんができていることを知らされた。つくしちゃんという子だ。笑は、つくしちゃんママとブログを通じて親しくなり、実際に会いに行ったりしていた。つくしちゃんは、日赤医療センターとは異なる別の病院で肝臓のがんの治療を受けていた。

18トリソミーの子の肝臓には、がんができることがある。そう聞いて早速インターネットで調べた。

トリソミーの子を育てる親のブログやSNSを読むことはこれまでさんざんやってきたが、ネットでも閲覧可能な専門的な医学論文を読むこともあった。今回は、そうした医学論文を探した。いくつもの文献を読んでいく中で、笑は、ある文章に行き当たった。そこには確かに、18トリソミーの子は肝芽腫《かんがしゅ》を合併しやすいと書かれていた。

肝芽腫とは肝臓から発生する小児がんだ。日本では毎年約40人の子どもに肝芽腫が発症している。もちろん悪性腫瘍なので、がんが進行すれば肝臓全体に広がるし、肺に転移する。肝芽腫の治療成績は全体的には生存率70％くらいだが、この70％に入るためには、腫瘍が手術で完全に摘出できることと、肺への転移がないことが条件になる。

肝芽腫の診断の鍵は、血液検査で血中のＡＦＰ（アルファ胎児性タンパク）の値を調べることだ。ＡＦＰは胎児期の肝臓や卵黄嚢（妊娠早期の胎児に対する栄養分）から分泌される。したがって生まれたばかりの赤ちゃんはＡＦＰが高い。その値は徐々に低下していき、生後２７０日くらいで、10ng／ml未満で安定する。

希ちゃんの年齢を考えれば、ＡＦＰは10未満のはずである。もし、ＡＦＰが上昇していれば肝芽腫が肝臓にあることを考えなくてはならない。希ちゃんはこれまで数えきれないほど血液検査を受けてきた。そのたびに検査データをプリントアウトしたものを笑は受け取っていた。だが、検査項目の一覧にＡＦＰを見たことは一度もなかった。

笑は嫌な予感がした。これまでさんざん手術を受けて心停止も経験した希ちゃんに肝芽腫があれば大変なことになる。

笑は主治医との面談のときに、「希ちゃんの採血のときにＡＦＰを調べてください」とお願いした。医師は一瞬戸惑った表情だったが、「あ、そうですね。希ちゃん今まで調べたことがありませんでしたね。分かりました。次回の採血のときに検査しておきます」と承諾してくれた。

肝芽腫発覚

１週間して笑と航は医師と面談室で話をした。主治医が暗い表情だったので、笑は話の先が見えてしまった。

「まず、これが採血結果です。希ちゃんのＡＦＰは３００あります。正常値を大幅に超えていますので、悪性腫瘍を考える必要があります。ＡＦＰが上昇する小児がんは、肝芽腫か悪性胚細胞腫瘍なのですが、お母さんが言うように、18トリソミーの子どもの場合、肝芽腫が最も考えられます。そこで造影Ｘ線ＣＴを撮影しました」

医師はフィルムをシャウカステンに並べた。

「この三角形に見える臓器が肝臓ですね。造影剤を使うと、白く映る塊りが二つ見えます。肝芽腫で間違いないと思います。ただ、初期の段階というか、それほど大きくないと言っていいと思います」

「肺はどうなんでしょうか?」

笑は思わず聞いていた。

「肺はきれいです。肺には転移していません」

ホッとした。

医師は肝臓の構造について説明し始めた。肝臓は一つの臓器である。肺のように左右に分かれ、さらに上葉とか下葉とかに分かれているわけではない。ただ、肝臓に入る二つの血管、すなわち門脈と肝動脈の走行から、肝臓は右葉と左葉に分けて考えることができる。血管の走行をさらに詳しく追うと、右葉はさらに二つに分かれ、左葉も二つに分けて考えることができる。

希ちゃんの肝芽腫は右葉にあった。標準的な手術方法は、肝臓の右葉を切除するという方法だ。肝臓の大きさが2分の1になってしまうが、子どもの肝臓は再生するので、ほぼ元の大きさに復元する。

肝臓の切除手術は危険を伴う大掛かりな手術だ。血管を縛ってから肝臓を切っていくわけだが、それでも大量出血するリスクがある。その手術に希ちゃんが耐えられるかは難しい問題だった。

だが、それ以上に問題が大きいのは、小児がんの治療は外科手術だけでは治らないということだ。いくら完璧に手術をしても、目に見えないがん細胞が体の中に残る。すると術後に再発を来たす。したがって手術と抗がん剤治療はセットで考える必要がある。

肝芽腫の場合、シスプラチンとＴＨＰ－アドリアマイシンの2剤が必要だ。しかし、シスプラチンには腎臓への副作用があり、ＴＨＰ－アドリアマイシンには心毒性がある。希ちゃんの体に抗がん剤を入れることができるのか。これは大変難しい問題だった。

もし、抗がん剤を使うとなると、日赤医療センターでは治療はできなかった。抗がん剤の使用は、小児がんの専門医がいないととてもできない危険な治療である。日赤の小児外科で肝切除をしたとしても、抗がん剤治療をできる体制はなかった。

したがって、小児がんの患者は日赤から他の病院へ紹介されていた。具体的には、小児がん拠点病院に指定されている関東の四つの病院である。都内なら、国立成育医療研究センターか東京都立小児総合医療センター。そして神奈川県立こども医療センターと埼玉県立小児医療センターである。だが、これらの病院が18トリソミーの子に手術と抗がん剤治療をやってくれる可能性はなかった。

医師は、「今後の治療方針に関してもう少し考えさせてほしい」とお願いしてきた。笑はその結果を待つことになった。

それにしても、心停止のあとに肝芽腫が見つかるなんて。神様なんて本当にいるんだろうか。もしいるならば、なんて残酷なことをするのだろう。

抗がん剤は使えない

1週間後にもう一度面談をした。希ちゃんの採血の再検査でAFPは3300まで急上昇していた。もう治療を急がないといけない段階に入っていた。小児科の主治医も「これはちょっとまずいですね」と呟いた。

小児科の医師のほかに小児外科の女性部長も加わっていた。小児科主治医の判断は、希ちゃんには抗がん剤は使えないというものだった。

「抗がん剤治療は命懸けです。骨髄抑制が起きるので、白血球が下がって感染症を起こす危険もありますし、貧血や血小板低下で頻繁に輸血することになります。それに加えて心臓と腎臓に強い負担がかかりますので、体力的にもたないと思います。手術だけして経過を見るのが唯一の道だと思います」

説明を聞いて、笑は（それはそうだろうな）と思った。ただでさえ、普段から誤嚥性肺炎を繰り返しているのに、その上さらに白血球が低下すればおそらく命取りになるだろう。

肝芽腫は肺には転移していないし、手術で完全摘出してもらうことが最も適切な治療法だと思えた。それに関東にある四つの小児がん拠点病院が、希ちゃんを引き受けてくれることはありえないということも十分に承知していた。

小児外科の部長医師が術式に関して説明を始めた。

「肝芽腫の標準的な手術方法は、希ちゃんの場合、肝臓の右葉を切除するというものです。ただし、この手術には大量出血を起こすかもしれないというリスクがあります。希ちゃんの肝芽腫はまだ初期で、腫瘍も小さい。肝臓を半分取ってしまう必要はないように思えます」

医師は紙に絵を描いて説明し始めた。

「肝臓を半分取るんじゃなくて、2個の腫瘍をくり抜く手術をしたいんです。こういう術式を腫瘍核出術と言います」

そう説明されると、なんだか簡単そうな手術に聞こえる。部長は被せるように言った。

「だからと言って簡単とか、出血が少ないというわけでもないんです。まず、手術の最中に、腫瘍と正常の肝臓って肉眼的に区別がものすごく付けづらいのです。腫瘍だけをギリギリに核出すると、がん細胞を取り残す危険があります。それから、肝臓を半分に切る手術と違って血管を縛ってから肝臓を切る……みたいなことをしませんので、どのくらい出血するか予測がつきません。肝臓って血管のかたまりみたいな臓器なんです。手術は止血をしながら、そして取り残しがないように丁寧にやっていく必要があります」

どちらの手術を選んでも手術中に出血のリスクがあるということだった。でも笑は、肝臓を半分摘出するよりも腫瘍だけを核出する方がリスクは少ないように思えた。

笑と航は、小児外科医の説明に納得し、手術同意書に署名をした。

２０２０年11月24日、誤嚥性肺炎が治った希ちゃんは一時退院となった。体力的なコンディションは整っている。このまま気管出血を起こさなければ、来月にも腫瘍摘出術が行われる予定となった。

腫瘍摘出術へ

12月９日に希ちゃんは手術のために入院となった。１歳11か月、体重は５・４キログラムになっていた。

12月11日、手術は朝から夕方までかかった。院内で手術が終わるのを待っていた笑と航は、手術終了後に面談室で小児外科の部長先生と向き合った。

「大変でしたが、無事に終了しました。腫瘍は二つとも摘出できたと思います。やはり出血はけっこう多くて、手術中に希ちゃんの血圧が下がったり、呼吸状態が悪くなることもありました。そのたびに手術を中断して、輸血をしながら最後まで進めることができました」

笑は医師の説明を聞いて感謝の気持ちしかなかった。小児外科医のスタッフにも術中管理をしてくれた麻酔科チームにもありがたい思いで胸が一杯だった。手術術式を懸命に考えてくれた医師たちには敬意の気持ちが心から湧いてきた。

ＩＣＵで希ちゃんに会った。希ちゃんは輸血を受けていた。モニターに目をやると、サチュレーションが72％で、心拍数が１７４。いい数字とは言えない。輸血を受けている希ちゃんを見ると、このあとの容体が心配になる。安定してくれることをただひたすら期待するしかない。

その後、希ちゃんの回復は笑の予測を超えて順調に進んだ。輸血も手術当日だけで終わった。お腹に大きな傷がもう一つできたものの、手術自体のダメージは特に見られない感じだった。手術後の採血でＡＦＰの値は大きく低下していた。

また、いつもの希ちゃんに戻っていた。だが、気管からの出血が止まらないという状況もこれまでと同じだった。がんの手術に関してはすっかり回復したけれど、気管出血が止まらない限り退院は難しかった。

年末は病院で年越しすることになり、2021年1月9日、希ちゃんは2歳の誕生日を病院で迎えた。前日からコロナ拡大により2回目の緊急事態宣言が発令されていた。笑たちはICUの中に15分だけ入った。希ちゃんは鎮静剤で深い眠りの中にいた。

気管出血を止めないことには先に進めない状況になっていた。

11章　最も難しい手術

気管食道瘻から出血

年末から年始にかけて、病院は休診の体制になった。外来診療や手術などは行われない。入院患者を当直医が診るだけだ。

だが、一人の若手の男性小児外科医が希ちゃんのベッドサイドに張り付いていた。希ちゃんの気管のどこかには必ず出血源がある。その場所を突き止めれば止血が可能かもしれない。出血のないときに、気管の中を気管支ファイバースコープで観察しても何も分からない。だが、出血した瞬間を狙ってファイバースコープを入れれば出血点が分かるはず。

何日もその医師は希ちゃんのそばにいた。痰を吸引して出血の有無を確かめる。出血が起きるのをじっと待った。そしてある日、気管内の痰を取ったとき、血液が多量に引けてきた。今だ！

医師が気管切開孔からファイバースコープを入れる。ゆっくりと先に進めると、気管粘膜から血液が噴き出ているのが見える。ここだ。

その場所は、下部食道が気管につながっている場所、つまり気管食道瘻の位置だった。これで答えははっきりした。胃の中の胃液（胃酸）が気管の中に入り込み、胃液の酸の力で気管粘膜に潰瘍ができていたのだ。

では、なぜバンディングしたはずなのに、胃液が気管に流れ込んでいるのか。一つの可能性は縛ったバンディングのテープが緩んでしまったということだ。そうであれば、もう一度お腹を開けてテープを締め直せばいい。この手術ならば、決して大掛かりなものではないから、希ちゃんも十分耐えられる。

正月三が日が過ぎて、病院は動き出した。その小児外科医は希ちゃんをX線透視室に呼吸器を付けたまま運んでいった。胃瘻から造影剤を注入し、X線透視をする。胃の形が見える。希ちゃんの下半身を少し持ち上げると、胃の上部に造影剤が集まっていった。そこから先は下部食道になる。

だが、造影剤は下部食道の中に入っていかない。もちろん、気管が造影剤で描出されることはなかった。初回手術の食道バンディングは緩んでいなかったのだ。

ということは、おそらく肉眼では分からないような微量の胃液がじわじわと気管の中に入っていき、その胃酸で潰瘍ができているということだ。そうなると治療法は一つしかない。それは手術で気管食道瘻を切り離すという方法だ。

そのためには希ちゃんの胸を開けなければならない。食道は胸の中の一番奥にある。手術としては極めて難しいと言えた。

手術中に亡くなるかも

笑は電話で病院から呼び出しを受けた。今後の治療について話をしたいと言う。笑と航が面談室の椅子に座って待っていると、院内PHSで大きな声を上げながら小児外科医が入ってきた。

「だ・か・らー！　手術室を空けてください！　1月12日に大きな手術を入れます。え、麻酔科？　麻酔科はこれから連絡します。とにかく手術室を1日空けてください！」

笑は何事かとびっくりした。医師は二人の前に座ると興奮した面持ちで切り出した。

「お母さん、見つけました！　気管食道瘻のすぐそばです。そこに潰瘍ができています。

気管食道瘻を切り離せば、潰瘍が消えて出血が止まります！」

「え！　ほんとですか？」

「手術室は今調整をしています。麻酔科ともこれから打ち合わせをします」

1月12日に手術室を空けてくれと言っていたのは、希ちゃんのためだったのだ。

「この手術はものすごくリスクがあります。胸を開く手術です。希ちゃんの体は、左が下になり、右の胸からアプローチします。食道は胸の一番奥にありますから、肺があるために食道は隠れて見えません。右の肺を少しずつ押し潰して食道まで到達するような手術になります。希ちゃんの左肺は低形成ですから、右肺を潰されると呼吸状態が相当悪くなると思います。でも、この手術をやろうと思います。いいですよね？」

「もちろんです」

笑は間を置かずに返事をしていた。

「ただ、危険を承知していてください。今度こそ、手術中に亡くなるかもしれません。その覚悟を決めてください。危険な手術ですが、希ちゃんがこの先、生きていくために必要な手術だと思います。そのためにもやりたいと思います」

「分かりました。やります。手術を受けます」

「それからもう一つ。残った下部食道なんですが、これは思い切って取り除いてしまいたいと思います」

18トリソミーで上部食道と下部食道の吻合《ふんごう》を受けている子は、ほとんどいない。通常は食道バンディングと胃瘻の手術を受ける。でも親たちの心の中のどこかには、いつか食道と食道を繋いでもらいたいという淡い期待がある。

気管食道瘻を切り離すならば、そのまま食道と食道を繋げばいいのではという考えもある。しかしそれをやると大幅に手術時間が延びる。また、縫った食道は常に術後縫合不全のリスクがある。食道と食道の吻合はそれくらい難しい。縫合不全を起こせば消化液は胸の中に漏れるので命に関わる。

小児外科医は説明を続けた。

「食道と食道を吻合する予定はありません。そうすると、下部食道が行き止まりの状態で体の中に残ることになります。こういう消化管の構造を盲端といいます。盲端になっている消化管は感染を起こしやすいんです。いわゆるモーチョー、急性虫垂炎と同じ構造ですね。だったら下部食道は摘出してしまった方が、今後のリスクを消せると思うんです」

笑はその説明を聞いて、心の中で食道閉鎖に対する決着を付けた。気管食道瘻を切り離し、下部食道を摘出してしまう。それは笑にとって、彼女なりの食道閉鎖に対する根治術だった。医師は最後に一言追加した。

「もしかしたら最後まで手術ができないかもしれません。これ以上危険と判断したときは手術を中止します。それを了解してください」

「分かりました。それでお願いします」

笑と航は手術同意書にサインをした。

1月12日、午前8時30分に希ちゃんは手術室に搬送されていった。7回目の手術だった。

12時間の手術

ＩＣＵ前の廊下のソファーに夫婦は腰を下ろした。長い手術になるとは聞いていたが、何時に終わるかまったく先が見えなかった。何もしないでいると、医師の「今度こそ、手術中に亡くなるかもしれません」という言葉が頭の中を回る。二人はノートパソコンを広げ、病院のWi‐Fiを使って仕事を始めた。通りかかった患者がソファーを占拠する二人を見て、迷惑そうな視線を投げてきた。

昼食を食べ終わっても、夕方を過ぎても一向に医師は現れない。夜になってようやく看護師が面談室に入るように呼びにきた。12時間以上が過ぎていた。

小児外科医は手術着の上に白衣を羽織って部屋に入ってきた。顔が上気している。医師はしっかりとした口調で説明を始めた。

「無事に終わりました。予定通り、気管食道瘻を切り離して、下部食道を取り除きました。時間がかかったのは、やはり希ちゃんの呼吸状態がよくなかったからです。肺を押し潰して食道が見えるようにするとサチュレーションが低下します。その度に肺を広げて十分に換気して、また肺を潰しての繰り返しでした。最終的に気管食道瘻の場所まで到達して切り離すことができました」

「よかったです。ありがとうございました」

「希ちゃんは今、ＩＣＵで鎮静がかかった状態で眠っています。15分だけですが、面会してください」

笑と航は21時にＩＣＵに入った。希ちゃんは人工呼吸器の力で胸が上下していた。深い眠りの中にいた。笑は希ちゃんの顔を見て心底安堵した。これでもう気管出血はなくなる。そうすれば、無気肺になったり、誤嚥性肺炎になったりすることはもうほとんどなくなるだろう。

下部食道を取り除いて、新たなリスクを回避してくれたこともうれしかった。むしろ不要な食道はなくていい。すっきりした気持ちだ。これならいい状態で在宅に移行できるかもしれない。

その後の面会は数日に1回に制限されていた。病院から電話がかかってこない限り希ちゃんの容体は安定していると考えていい。手術が終わってから1回も気管出血を起こしていなかった。

鎮静剤を切った希ちゃんには自発呼吸が戻り、体も少しずつ動かすようになっていった。開胸手術のダメージは日毎に消えていった。希ちゃんはICUから小児科病棟へ移った。

2月19日、面会を許されて笑は病棟に入った。人工肛門のパウチの交換は看護師よりも笑の方が慣れているため、笑に委ねられた。

病室に入ると、希ちゃんは目を開けており、動き方も元気に見える。いつの間にここまで回復したの？　笑はびっくりした。それだけではなく、呼吸器が病院のものから、在宅用のものに変わっていた。え、どういうこと？　振り返ると病室のドアのところに、退院支援室の看護師が立っていた。

「あれ！　ということは？」

「私がいるということは？」

「そういうこと？」

「そういうこと！」

退院が2月26日に決まった。前年12月9日に入院してから長い治療だった。だけど、最大の懸案だった気管出血がついに解決されたのだ。いよいよ家に帰れるときが近づいている。あとに残っている課題は心臓の根治術だ。在宅で希ちゃんを育てて、体を大きくして手術に備えよう。心臓根治術が済めば希ちゃんはずっと長く生きることができる。笑の胸には夢がいっぱいに広がっていた。

12章　中心静脈カテーテルから感染

カテーテルが詰まる

今度こそ家族が揃って楽しい時間が過ごせるのではないだろうか。笑の期待は現実になっていった。希ちゃんが自宅に戻ったときは、まだ2回目の緊急事態宣言が続いていた。ステイホームという言葉が広く使われるようになり、リモートで仕事をするのも一般的になっていった。笑も航も、希ちゃんのケアと自分の仕事に精一杯の力を注いだ。すべてがうまく回り始めたときに、つまずきが起きた。

希ちゃんの鼠径部には中心静脈カテーテルが入っている。2020年4月に手術して入れたものだから、もう1年近くも留置されていることになる。希ちゃんの体には点滴のルートを取る血管がほとんど残っていなかったため、この中心静脈カテーテルを抜かずに留置しておいたのだ。いずれ心臓の根治術を行う日も来るはずである。そのためにもカテーテルは必要だった。

　血管の中に入れてあるカテーテルは、そのまま放置すると内腔が血液で固まってしまう。そのため、毎日注射器でヘパリン（抗凝固剤）をプッシュして、血液が固まるのを防ぐ必要がある。中心静脈カテーテルのケアは、医師と看護師の仕事になっていた。笑たちはカテーテルに触れることを禁じられていた。あとになって笑は、中心静脈カテーテルの構造や処置の方法についてもっと勉強をしておけばよかったと悔いることになる。

　ある日、カテーテルが詰まった。ヘパリンを強めにプッシュして詰まりを解除した。翌日から希ちゃんは発熱し、サチュレーションも低下傾向となった。最初、笑たちは希ちゃんが尿路感染を起こして発熱しているのではないかと考えた。尿路感染はこれまでに何度もあったからだ。訪問医に相談しながら、経過を見たが熱は下がりそうもなかった。希ちゃんは、２０２１年4月15日に入院になった。

　コロナ対策のために、笑と航は病棟に上がることができなかった。発熱しているすべての患者が新型コロナの疑いとされる。すると、笑と航は濃厚接触者の扱いになり、ＰＣＲ検査を受ける。二人は隔離診察室でＰＣＲの結果が出るまで待機となった。

　ようやく検査陰性で病棟に上がることができたのは、深夜1時半だった。2時を過ぎて担当医が現れ、希ちゃんの様子を説明してくれた。

「尿路感染ではないようです。尿検査の結果、尿はきれいでした。ただ、血液検査で炎症反応が非常に強く出ています。肺のX線は問題なさそうなので、肺炎でもありません。原因は特定できませんが、何かの感染症の可能性が高いと思います」

航は3時に起きて仕事をする予定が入っていた。笑も朝から仕事である。二人は小児科の医師に治療を任せて自宅に戻った。

一気に進む心不全

翌朝早く、笑の携帯電話に病院から電話がかかってきた。

「希ちゃんの具合がよくありません。深夜から明け方にかけて容体が悪くなっています。特に心不全が進んでいます」

心不全という言葉を聞いて笑はびっくりした。退院してからずっと落ち着いていたのに、なんでいきなり心不全になるのか。

「今からどのくらいの時間で来られますか？」

急な呼び出しは、希ちゃんの容体が相当悪いということだ。笑は、「15分で行きます！」と返事をすると、家を出てすぐにタクシーを拾った。病院に着くと、笑は小児科の担当医と面談室で話をすることになった。

「希ちゃんの熱は、今は下がっています」

笑はホッとしたが、話がこれで済むはずがない。

「しかし悪い状況は続いています。原因の特定は難しいのですが、鼠径部に留置している中心静脈カテーテルが破損しているようです。そこから感染している可能性があります。破損している中心静脈カテーテルは使えないのですが、今抜くと血が止まらなくなるので、そのまま入れてあります」

笑は、すべてが順調だったために油断していたと思った。別に笑のせいでカテーテル感染が起きたわけではないが、心の隙をつかれたように感じた。

「心不全が進み、肝臓・腎臓などの臓器の数値も悪化しています。多臓器不全に近いような状態です。今からICUに入って集中治療に移行します」

まさか、ICUとは。笑は自分の立っている床が抜けたような気がした。あんなにうまくいっていたのに。

「治療のための点滴のルートを確保する必要があります。希ちゃんの首を切開してそこから中心静脈カテーテルを入れて、それを使って強心剤を投与する予定です」

根治術はできない

希ちゃんとの面会は許可されない状態が続いた。笑は病院からの電話で状況を聞くだけだった。希ちゃんの感染症の最終診断は、感染性心内膜炎だった。鼠径部のカテーテルが血液で詰まり、それをヘパリンで押したことでカテーテルが破損し、細菌が心臓まで運ばれてしまったのである。感染性心内膜炎の治療には、6週間の抗生剤の投与が必要とのことだった。ただし抗生剤が効かなければ命が危なくなる。

心臓の根治手術は中止になった。希ちゃんがカテーテル感染で入院する1週間前の外来診察で、実は心臓根治術に関する説明が循環器内科の医師からあった。その医師はいつも厳しい言い方をするのが常だったが、そのときに「希ちゃんのこの先の姿をぼくも見てみたい」と言ってくれた。そして5月18日に心臓のCTを撮影し、6月に心臓カテーテル検査を行い、早ければ7月に心臓根治術を行おうと提案されていたのだった。夫婦は夢のような気持ちになっていた。

それがすべて瓦解した。命が危ない状態と言われ、心臓手術は中止と言われ、二人には二重のショックだった。だけど、笑も航もすべてを諦めてしまうようなことはしなかった。まずはこの危機を乗り越えること。そして心臓根治術は中止ではなく、延期と捉え、いつか手術に挑んでみたいと考えた。

やがて首から入れた新しい中心静脈カテーテルがうまく機能し始めた。強心剤が奏効して希ちゃんの心機能が改善に向かっていた。感染も終息し多臓器不全も改善傾向だった。入院から2週間で希ちゃんはICUを出て小児科病棟に移った。しかしここから先が長かった。

5月下旬、病院からの電話を航が受けた。長い説明を受けたが、その内容は悪い話だった。笑は医師から直接話を聞きたいと思い、予約をとって小児科主治医と面談の機会を持った。面談室で医師は厳しい表情で語り始めた。

「今回、カテーテル感染から希ちゃんは感染性心内膜炎になりました。細菌が心臓まで届き、心臓の弁に細菌のかたまりができて、弁の動きが悪くなりました。心臓に細菌が付くと、心臓から全身に細菌が飛んでいきます。敗血症の状態です。死亡率が20%の大変厳しい状態です」

笑は、でも……と思った。6週間の抗生剤治療が終わったので、これから家に帰れるのでは……。

医師が話を続ける。

「今回の感染で、心房中隔欠損症・心室中隔欠損症・大動脈縮窄症によって慢性的にあった心不全がもう一段階悪くなってしまいました。血中ＢＮＰ（脳性ナトリウム利尿ペプチド）という物質が心不全の指標になります。18pg／ml以下なら正常です。１００以上なら心不全としての治療が必要です。希ちゃんは今、点滴から心不全治療薬を使っています。この薬を使った状態で、希ちゃんのＢＮＰは３０００から５０００です。治療薬のサポートがなければ、この値も保てない状況です。希ちゃんが心不全になった最初の段階では、ＢＮＰは19万ありました。５０００というのは、これでもいい方です」

そんなに悪いのか。笑には衝撃的な数値だった。医師は今後の見通しについて説明した。

「点滴から離脱できない以上、退院はできません。でも、なんとか点滴から内服薬に移行したいと思っています。胃瘻から入れる薬を少しずつ増やして、点滴の量を絞っていく予定です。薬の切り替えには１か月以上かかります。退院は早くても7月以降だと思います」

希ちゃんの心臓の機能が元に戻るということは、あり得るのだろうか。あの日に戻りたい。カテーテル感染が起こったその前の日に戻りたいと笑は何度も繰り返し悔いた。

1年3か月ぶりに笑う

薬の切り替えは簡単には進まなかった。点滴薬を半分にするとBNPが跳ね上がるようなことがあった。医師たちは慎重に薬の量を調整していった。笑は長期戦を覚悟した。

1か月を越えて内服薬への移行を進め、7月にはBNPが7000台で安定した。完全に慢性心不全状態だが、7月3日に希ちゃんは退院になった。笑はうれしいというより、希ちゃんの底力に「すごい」と驚いた。

ただ、4月から7月まで、希ちゃんに面会できなかったことは笑にとってほんとうにきつかった。この時期はちょうど3回目の緊急事態宣言に重なっていた。万全の状態ではないとは言え、また家族揃って家で暮らせるのは楽しみがいっぱいだった。

ところが退院して2週後、希ちゃんの顔に浮腫《むく》みが出てきた。人工肛門も浮腫んで大きくなっている。訪問医・訪問看護師も心配して入院を勧めた。病院の外来を受診すると、BNPが、7000から21000へと急上昇していた。

笑は医師と、希ちゃんの体の中に入れる水分や栄養について改めて再検討した。心不全がある場合、水分制限をしないといけない。体に過剰の水分が入ると、それが心臓の負担になる。だが、最低限の水分も必要である。十分に栄養を入れなければ希ちゃんは育たないし、水が少なすぎると腎不全になる危険がある。現に希ちゃんの腎機能の数値はあまりよくなかった。

水分制限と脱水予防の間でバランスを取りながら、希ちゃんは入院せずに自宅で毎日を過ごした。

昼は笑と航で在宅ワークをうまく調整しながら仕事とケアをする。夜は、航が22時30分から3時まで寝室で寝る。笑は3時から7時30分まで寝る。どちらかが常に希ちゃんのそばにいてケアをした。24時に吸入・投薬・体位交換（体交）。1時に体交。3時に吸入・点眼・体交。4時に体交。6時に吸入・点眼・体交。胃瘻から入れる内服薬は20種類になっていた。

航が22時30分に寝たあとの希ちゃんは、たいてい目をパッチリ開けていた。笑は希ちゃんを抱っこしたり、話しかけたり、ベッドメリーや人形で一緒に遊んだ。ディズニーのおやすみホームシアターを天井に投影すると、希ちゃんは0時30分までには眠るような毎日だった。

だが、こうした毎日を笑も航も全然きついと思わなかった。それは希ちゃんの呼吸機能がよくなっていたからだ。2020年頃は、痰の吸引が頻繁に必要だった。ひどいときは、2分に1回の吸引が必要だった。出血もあった。そのせいもあり、サチュレーションも頻繁に低下してしょっちゅうバギングしていた。

だが今は、確かに心臓は悪化したものの、呼吸状態がよく、サチュレーションが100%を示すこともあり、痰もあまり引く必要がなかった。1年前は常に酸素を3・5リットル以上は使っていた。今は酸素の流量を0・5リットルまで減らすことができている。気管食道瘻を切り離したことによって希ちゃんの日常が見違えるようによくなっていた。

平穏な日々が続く中、8月2日に希ちゃんがニヤリと笑った。心停止になってから1年3か月ぶりだった。

「希ちゃん、すごい！」

笑は思わずうれしくなった。

退院してからおよそ1か月。ここ数日、希ちゃんの反応が少しずつよくなっていた。

笑は、笑いそうだなと思っていた。希ちゃんに向かって何度も「そろそろ笑ってちょうだい」と話しかけていた。そんなときだった。まるで花がほころぶように。

航にも予感があった。日に日に希ちゃんの容体はよくなっており、心停止があったことを忘れさせるような表情を示すようになっていた。だから、希ちゃんがフワッと笑ったときは、「本当に心停止があったのか？」と思ったくらいだった。

あとは心不全が少しでもよくなってくれることを祈るばかりだった。週に1回、介護タクシーを使って希ちゃんは外来に通い、血液検査を受けた。ただこの時期、循環器内科の医師は厳しいことも言った。

「希ちゃん、看取る時期が近づいていますよ」

笑は「えー」と抗議の声を上げた。

「やめてください。先生、そう言うなら看取るのはいつですか？」

「いつかは分からない。でもそういうことも考えておいてください」

「でも私たちは、希ちゃんの可能性をここまでって決めて治療を受けたくないんです。この子の可能性を信じたいんです」

「……分かりました。じゃあ、あきらめないでやりましょう」

9月になり、BNPの値は35000台にまで上がっていた。腎機能も悪化傾向だった。このままBNPが上昇したら再入院かもしれない。ある日の外来診療で、笑は不安のまま待合室で順番を待った。医師に呼ばれて診察室に入る。その声は明るかった。

「ピークアウトしましたね。BNPが21000台まで下がっています。腎機能もよくなってきています。さすが、希ちゃんだね」

笑は安堵した。このまま希ちゃんの変化に気をつけながら毎日を過ごそう。でも、油断はできない。ピークアウトしたと言っても、正常値の上限よりはるかに高いのだ。

11月13日、夫婦は希ちゃんを連れて近所の神社へ向かった。七五三のお祝いである。2歳の希ちゃんは数えで3歳だ。雲が少なく、空が青かった。抜けるような青空とはこのことだと笑は思った。ウェディングフォトのときと同じように、友人のKota Araiさんに写真を撮ってもらった。笑は、家族の写真はいいなと、あとになって送られてきた写真を見て幸せをかみしめた。

ただ、この頃から希ちゃんにはまた浮腫みが少しずつ見られるようになっていた。人工肛門が大きくなり、顔もふっくらしていた。尿の出方が少なくなることがあり、利尿剤の量を1週ごとに調整していくことになる。

13章　2歳10か月

「心臓マッサージはやめます」

12月に入って、希ちゃんの体調はもう一つだった。やはり浮腫があり、笑はそれが気になった。12月7日に病院へ連れて行ったところ、医師からは「入院の必要はありませんので、自宅で様子を見てください」と言われた。

だが翌日になっても希ちゃんは元気がなかった。夫婦は心配になった。16時過ぎに、笑は病院に電話を入れ、入院のうえで状態を診てほしいとお願いした。医師は笑の話を聞くと、救急車を呼ぶように言った。

救急車のサイレンが聞こえてくる。希ちゃんをベビーカーに乗せて玄関を出ると強い雨が降っていた。救急隊員は手早く希ちゃんと呼吸器一式を車内に運び込んだ。救急車に乗ると、希ちゃんのサチュレーションは95%あった。この数字なら大丈夫かもしれない。救急車が病院に着いて、笑はとりあえず安心することができた。16時30分だった。病院に着くと希ちゃんだけが診察室に入り、笑と航は新型コロナのＰＣＲ検査を受けて、呼ばれるまで廊下で待つことになった。採血を済ませた希ちゃんは小児科病棟に上がって行った。

長い時間を二人は待った。病院到着から5時間が経って、医師に呼ばれた。病棟に上がり、処置室に入ると、希ちゃんの周囲を何人もの医師や看護師が取り囲んでいた。ピピピ、ピピピピ……モニターの警報音が聞こえる。

医師の一人は両手を重ねて希ちゃんの胸の上に置いていた。

「希ちゃん、急変しました。心室細動が起こって、心臓が戻らない状態です。もう30分以上心臓マッサージをやっています」

「嘘でしょ！」

笑の口から思わず言葉が出ていた。

「強心剤も昇圧剤も使いました。もうこれ以上やっても心臓は元に戻りません。心臓マッサージをやめようと思います。やめていいでしょうか？」

「……」

「もうこれ以上はできません。心臓マッサージはやめます」

処置室は沈黙に包まれた。心電計のアラーム音だけが聞こえる。モニターにはふらふらした波形が出ているだけだった。

そのままみんなが27分間見守った。心電図の波形がフラットになったところで医師が口を開いた。

「お亡くなりになりました」

２０２１年12月８日、21時52分だった。

８月に循環器内科の医師が「看取る時期が近づいています」と言ったのはこういうことだったのか……。希ちゃんの心臓はいっぱいいっぱいだったのだ。笑は希ちゃんを抱っこした。温かかった。悲しみと驚きがないまぜになり、笑には希ちゃんにかける言葉もなかった。大きな喪失感と共に呆然と立ちすくんだ。その母子の姿を、航は見守った。

２年10か月の人生だった。

病理解剖を受ける

死後の処置が終わったときに、病理解剖の話が出た。笑の心は決まっていた。今後の

18トリソミーの子どもたちのために、希ちゃんが役に立ってほしい。実はこの思いは、初めて日赤に来たときからずっとあった。

日赤医療センターに転院し、積極的な治療が受けられることに笑たちはとても喜んだ。そして同時に覚悟もあった。万が一のときは、病理解剖を受けようという思いを最初から心に抱いていたのだった。

18トリソミーの子に治療をしてくれる病院が極めて少ないことはよく分かっている。日赤医療センターがそういう状況の中で治療をしてくれることには感謝の念しかない。こうして希ちゃんが治療を受けられたのも、先に治療を受けた子どもたちの経験の蓄積があるからだ。だったら、希ちゃんもその一員にならなくてはいけない。

子どもを亡くしたあとに病理解剖を受けるなど、可哀想すぎるという意見があることも笑は知っていた。だが笑は宗教を持っておらず、人は亡くなれば無に帰すると基本的に考えている。それも病理解剖を承諾した理由の一つだった。

でも、病院から「解剖は明日になるので、今日は一緒に帰れません。希ちゃんのご遺体は、今夜は病院で預かります」と言われたときは、笑もさすがにつらかった。ここまで頑張ったうえに、一人ぼっちで冷たいところで一晩過ごすのかと思うと、胸が引き裂かれそうだった。

（ああ、連れて帰りたい。でも、希ちゃん、解剖は絶対に必要だから、もう一踏ん張り頑張って）

笑は希ちゃんにそう言葉をかけた。笑と航は深夜3時に病院を去った。

自宅で過ごす

翌日、夫婦は病院へ向かった。病理解剖が終わって笑たちは医師から説明を受けた。日赤医療センターでは肺動脈バンディングを行なってから1歳くらいで心臓根治術をすることが普通だった。希ちゃんの場合、気管出血が続き、根治術も中止になったため、肺動脈にテープをかけたまま3年近くが経っていた。医師たちが知りたかったことの一つは、長期に肺動脈にテープをかけた場合の、動脈壁の変形の程度だった。

解剖に立ち会った医師から、「希ちゃんのおかげで長期バンディングの血管への影響が分かりました」と言われて、笑は一つ仕事を成し遂げたような気持ちになった。役に立てたことがうれしかった。

霊安室で初めて葬儀会社の人たちに会った。笑は希ちゃんを何日か自宅に置いておきたかった。そこでエンバーミングを頼んだ。

きれいになった希ちゃんは自宅に帰ってきた。家族の場所だ。笑は友人や18トリソミーの仲間たちに希ちゃんの死を伝えた。12月14日にお別れ会を執り行うけど、それまでは自宅にいますとメッセージを送った。

毎日数えきれないくらいたくさんの友人や仲間が来てくれた。一度に15人くらいの人が自宅に集まることもあった。希ちゃんの顔を見て、希ちゃんに触れて、希ちゃんに声をかけてくれた。13トリソミーや18トリソミーの戦友の家族は、涙を流しながら希ちゃんの死を悼んでくれた。みんなが希ちゃんを抱っこしてくれた。その姿を見て、エンバーミングをしてよかったと笑は思った。

お別れ会にも100人以上の人たちが参列してくれた。新型コロナ第6波の感染拡大の前だったこともあり、思っていた以上にたくさんの人が集まってくれた。お別れ会は手向けの花でいっぱいになった。笑は感謝の気持ちで胸が熱くなった。

あまりにも突然の亡くなり方だったために、笑の心には希ちゃんを妊娠しているときからのいろいろな想いが溢れ、死を受け入れられず、寂しくて、ふとした瞬間に涙が出た。だが同時に、笑にはいつか希ちゃんは空へ還っていくという覚悟もあり、常に死を意識し、怯え、我が子を失うことを受け入れる心もあった。

お別れ会を終えると、笑も航も翌日から仕事に復帰した。希ちゃんがいないことは言葉にならないくらい寂しい。でも同時にその運命を許容している。だから、ただひたすら悲しみの底に沈んだままでいることはしなかった。

笑は思った。希ちゃんが生きられなかった残りの人生を、自分は一日も無駄にしないで生きたい。大切に生きたい。そしてできることならば、誰かの役に立てるように模索していきたいと。

希ちゃんが残したもの

希ちゃんの人生って何だったのだろうと笑は考えることがある。本当の気持ちは本人ではないから当然分からない。でも客観的に見れば、それは闘病の人生だろう。本人はそれを幸せと思っていたかは分からない。

だけど、精一杯生きた。亡くなったとき、家族としては想い半ばという感じだった。それは本当に残念でならない。心臓の根治術を残して病気はすべて治したのだから、ここからもっと一緒に家族で過ごしたかった。お家でゆっくり過ごしたり、もしかしたら旅行に行ったりすることもできたかもしれない。もっといろいろ外の世界へ出かけて、風にあたり、その心地よさを感じてくれたかもしれない。希ちゃんが育つために療育も始まっていた。もっと療育を受けてみたかったという思いもある。そういう思いは中途で止まったままになってしまった。

でも苦しい闘病のあとに何度か家に帰ってきて、共に過ごすことができた。やっぱり一緒の生活は楽しかった。医療的ケアが大変だったという思いよりも、楽しかった思い出の方がはるかに大きい。

希ちゃんがみんなに好かれていたのもうれしかったことの一つだ。看護師さんたちの間でも人気者だった。18トリソミーの仲間たちもよくしてくれたし、笑の書いたブログやSNSに多くの人が反応してくれて、応援のメッセージをもらえたことは本当に励みや勇気になった。

笑から見て希ちゃんは普通の娘だ。だけど、多くのハンディを持って生まれ、普通ではない普通の子だ。一般の親が自分の子を可愛いと思うように、笑も希ちゃんを可愛いと思い、だから病気を治してほしいと思った。日赤医療センターがその想いに応えてくれて、自分たちは本当に幸せだった。

太く短く生きたと言えるかもしれない。大変な思いもたくさんしたかもしれない。だけど、最後の3か月の希ちゃんは本当に元気で、穏やかな時間を過ごすことができた。希ちゃんの表情には、笑からすると楽しそうだなと思える瞬間がたくさんあった。そういう日々を最後に過ごせたのは本当によかった。

希ちゃんが家族に加わったことで、笑は人として成長することができたと思っている。希ちゃんが生まれるまで、笑は障害や病気を持っている子があまり身近にいなかった。そういう子がいることは何となく知っていたが、笑自身は仕事をバリバリとやり人生を強く生きる毎日だった。希ちゃんが生まれてみて、障害を持っている子の世界があって、病院には入院している子がたくさんいることを、当事者になって深く知ることになった。

そういう世界を知ることができたのは希ちゃんのおかげと言える。そういう世界を知ることができてよかった。SNSをやっていると、子どもに障害があったら中絶したいという相談も来る。18トリソミーと分かったら多くの人が中絶するだろう。障害児を生んだら世界が狭まって、親の人生はめちゃくちゃになると多くの人が思っている。そういう考えもあるだろう。

でも笑の場合、希ちゃんが生まれたことによってものすごく世界が広がり、自分の人生に多くの影響があった。希ちゃんを介して100人以上の友だちができた。そして1回きりの人生だから、これから自分のできることをやり抜きたい。

希ちゃんを助ける医師たちの姿を見て、笑はすごいなと感じた。自分たちも法律職として人の役に立てる仕事なのだからと、自分にできる仕事をずっと頑張ってきたつもりだ。もし、仕事を辞めて希ちゃんに付きっきりになっていれば、一緒にいられた時間がもっと長かっただろう。でも自分は働くという生き方を選んだ。それでいいと思っている。

航も希ちゃんから多くのことを教えてもらったと思っている。まず何と言っても親になれたことがうれしかった。そして障害児の世界を知り、医療的ケアの世界を知った。自宅に訪問看護師とか訪問医とかが来る世界などまるで想像もできなかった。在宅での医療的ケアを実際に経験し、人生の視野が広がったことは間違いなかった。

それまで事務所で仕事をしていることがほとんどだったので、希ちゃんを抱えながら仕事とケアを両立できるかどうか、試行錯誤したことが自分自身の成長に繋がったと思っている。

希ちゃんの存在は二人の生き方や価値観を大きく変えた。

しかし笑には、希ちゃんが親に何かを教えるために生まれてきたわけではないという思いがある。親が子どもに教わるとか、子どもによって親は親にしてもらうという言い方があることはよく分かる。だけど、子どもというのは、小さい頃は親によって無償の愛で守られるものであって、親の足りない部分を子どもに補ってもらうというのは少し違っている。

子どもから親が何かを学ぶ。もちろんそれはすばらしいことだと思うけど、子どもはただ生きているだけでいい。希ちゃんから学ぶものが何もなくてもいい。希ちゃんからたくさんのものをもらったけれど、でも、そんなことをしなくてもいいんだよと言いたくなる。だって、ちっちゃいんだから。すべてのことを周りから受け取る存在でいていいんだよと声をかけたくなる。

笑の想いは一つだけだった。希ちゃんが生きてさえいてくれれば、それでよかったと。

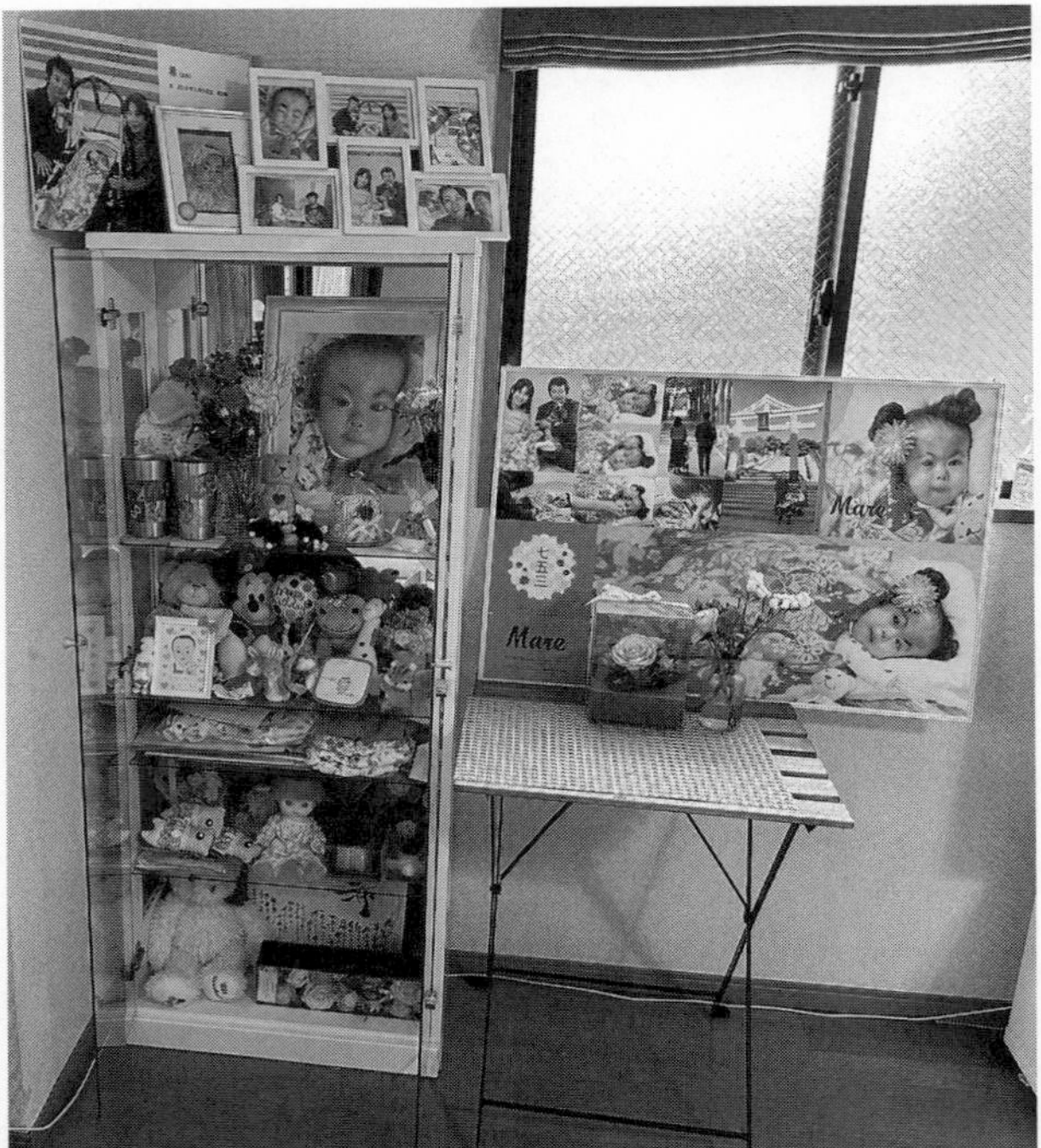

居間の一角の思い出の品々

14章　新たな決意

赤ちゃんに罪はない

２０２１年のクリスマスの時期が近づいていた。笑は忙しく働いていた。夜遅くに仕事が終わり、帰途に着くと頭の中は毎日、希ちゃんのことでいっぱいだった。ただ、悲しむだけの毎日を過ごしていたのではなかった。これまでの闘病を通して、多くの人にお世話になり、病院には総力を結集してもらって何度も命を救ってもらった。笑の心は、社会に対して何か自分のできることで貢献をしたいという気持ちが強くなっていた。

この頃、熊本県・慈恵病院が内密出産を始めようと準備をしていることが報道されるようになっていた。内密出産とは、妊婦が出産の事実を誰にも知られたくない場合に、病院の相談員一人だけに身元を明かし、匿名で赤ちゃんを生むことをいう。欧州のいくつかの国々では何世紀にもわたって実施されてきている。

慈恵病院は、2007年から「こうのとりのゆりかご」を運営してきた。子どもの遺棄や子殺しを防ぐために開始した制度だ。病院長の蓮田医師は、「こうのとりのゆりかご」だけでは救えない命もあることを感じるようになった。それは赤ちゃんを生む前の段階である。妊娠・出産を知られたくない女性は孤立出産を選ぶことがある。医療の手を借りずに自宅などで妊婦が一人で赤ちゃんを生むのは極めて危険で、母親の命も赤ちゃんの命も脅かされることになる。

内密出産の最も大きな問題点は、生まれた子が自分の出自を知ることができないことである。戸籍を辿ることができないからだ。この制度では、熊本市長が職権に基づき、子どもだけの戸籍を作る。ただし、匿名の母親は自分の身元を証明する保険証などの写しを病院の相談員に預け厳重に管理してもらう。子どもは成人になったとき、生みの親からの手紙や身元の証明になる書類を見ることができる。

母親との関係が断ち切られた子どもはどうなるのか。乳児院で育てられるのだろう。乳児院は原則として0歳の子を養育する。1歳からは児童養護施設に移る。

笑は、内密出産の報道に心が強く動いた。やむを得ない事情があるとはいえ、親から見放された子どもがどう育っていくのかと考えると胸が痛む。日本では約45000人の子どもが生みの親と一緒に暮らすことができないでいる。

そのうち約4万5000人は、乳児院や児童養護施設で施設養護を受けており、約5000人が里親・ファミリーホーム・特別養子縁組で家庭養護を受けている。そういうことを笑は以前からよく知っていた。

そして特別養子縁組の法律にも明るかった。特別養子縁組とは、普通養子縁組とは異なり、生みの親との戸籍上の関係を切り、育ての親の戸籍に実子として入る制度のことだ。

笑は航と結婚したときに、特別養子縁組の話を航にしている。だが、航は結婚したばかりで特別養子縁組は考えられず、希ちゃんが生まれることになった。笑は、今度こそは特別養子縁組について真正面から考えるときが来たと感じた。

自分たちは仕事を通して社会に貢献しているという意識がある。いや、社会に貢献しなくてはいけないと思っている。それを一歩前に進めたい。夫婦の仲もよく、経済的に安定しているし、心身ともに健康である。そして何よりも子どもを育てたいという気持ちがある。そうであれば、養親としてまず登録をしたい。登録しても子どもの委託が来るまでに1～2年かかると聞いていた。それなら登録は先延ばしにしない方がいい。

2021年の暮れ、夕食の場で笑は航に相談した。

「特別養子縁組、考えてみませんか。まず、養親として登録からしようと思うんだけど、どうかな？」

航はうなずいた。

「そうだね。やってみようか」

航は、子どもを受け入れる方法はこれしかないと思った。子どもが欲しいという気持ちはそれほど強かったわけではない。なぜなら希ちゃんがいたからだ。希ちゃんを失ってからも、特別養子縁組で子どもを授かるという発想は、言われるまではなかった。希ちゃんを溺愛していたし、ある意味で自分には今でも希ちゃんという子どもがいるという感覚だった。

航には、希ちゃんがいればもう十分という気持ちがある。その一方で、子どもを育てたいという気持ちも心の中にあった。二人はいつになるか分からないけれど、特別養子縁組に踏み出してみようと決めた。

笑は仕事が終わると、具体的な手順に関して情報収集を始めた。そして2022年2月に、国会に参考人招致された蓮田医師の言葉をニュースで見た。内密出産には賛否があり、前述のように出自を知る権利が守られないという問題点がある。蓮田医師は国会でこう述べた。

「赤ちゃんには罪も責任もありません。赤ちゃんの健康と幸せのために、目をつぶってお許しいただきたい」

笑は、本当にその通りだと思った。自分が思っていることはこれだ。

児童相談所と民間あっせん団体

まずは養親として登録してみようというのが笑の率直な気持ちだった。特別養子を授かる場合、その窓口は児童相談所か民間のあっせん団体ということになる。児童相談所を通した場合、数百人の希望者が順番待ちをしており、一方で民間の団体は登録の倍率が高く審査が厳しいと聞いていた。どちらにするかは難しい判断だった。

児童相談所の場合、乳児院や児童養護施設にいる子どもを迎えることになる。生まれたばかりの新生児を迎えるということは、通常ない。それは先天的な病気が、生まれて数年で明らかになってくることがあるからだ。発達障害などは1歳半を過ぎないと診断されることはない。健常な子を養親に託したいという考え方が児童相談所にはある。

一方、民間あっせん団体は国による許可制をとっており、全国にわずか23施設しかない。民間の団体は産婦人科医院が運営していることも多い。児童相談所とは異なり、赤ちゃんを守るだけではなく、母親の妊娠・出産をサポートするという重要な仕事もある。

養親に委託する子どもはほとんどが新生児である。したがって、生まれたばかりの赤ちゃんを迎えて育てたい人は、民間のあっせん団体を選ぶことになる。ただし、こうした団体は国からわずかな補助しか受けていないため、経済的な運営基盤が弱い。そのため、妊婦の出産にかかる費用や団体の事務費などを実費として養親が支払うことになる。ケースによるが、その金額は20～200万円とされている。

最初、笑は児童相談所に行くことを考えた。しかし何年も待っていたら自分たちも年齢が上がって時間切れになる可能性がある。そこで、民間あっせん団体の23施設のリストからすべてのホームページを閲覧した。

東京都に5か所、千葉県に2か所、埼玉県に1か所、あっせん団体があった。養親の登録に際して問題が二つあった。一つは夫婦の年齢で、もう一つは夫婦の共働きを団体が認めるかどうかであった。

特別養子縁組に際して、法律では夫婦の年齢が一方は25歳以上、他方は20歳以上という決まりがある。しかし上限に関しては規定がない。何歳まで認めるかは団体によって考え方が異なる。「夫婦ともに45歳以下」というところもあれば、「夫婦ともに50歳以下」というところもある。あるいは、「子どもと養親の年齢差が45歳以下」としている団体もある。

親子の年齢が離れ過ぎていると、子どもが大学へ進学する頃に親が経済力を失うこともあり得る。また親が要介護状態になってしまうと、子はヤングケアラーになる可能性がある。

笑はこのとき48歳だったので、登録できるあっせん団体が自然と限られる。また、夫婦ともに働くということは絶対に譲れないことだった。ところが、特別養子を迎えるにあたって、養親のどちらかが育児に専念することを求める団体もあった。子ども最優先の考え方に基づいているのだろう。そうした規定は従来からずっとあった。だが、時代は変化している。

夫一人が仕事に専念して、その収入だけで家族全員を養うという形は今の時代無理がある。夫婦共働きをした方が経済的に安定することは間違いない。妻が専業主婦でいるとか、最初の数年は、夫婦のどちらかが仕事を休まなければならないというルールは時代に合わない。笑はそういうルールに自分たちのライフスタイルを合わせる気はなかったし、実際にそれは無理なことだった。

そして現実に、年齢に関しても45歳以上でも受け入れ、夫婦共働きでも認めてくれる団体が存在した。それはレインボーレディースクリニックが運営するベビーレインボーという団体だった（共に仮称）。

笑は航と相談を重ね、ベビーレインボー一本に絞った。ＳＮＳを見ていると、養親を希望する人のコメントがいくつも見つかった。中には登録を申請したが、不合格にされたとがっかりしている声もあった。どういう結果になるかは分からないが、二人が司法書士であることは有利に働く可能性があった。法律に詳しく、福祉にも通じているからだ。

ベビーレインボーのホームページを見ると、そこには会の指針が書かれていた。

生まれてくる子どもの命と母親の心身を守り、新しい命が愛のある家庭で育つように、子どもとご夫婦の縁を結ぶ

それを読んで、笑はまったくその通りだとうなずくことができた。そういう博愛の心が、子どもと養親を結び、精神的・経済的につらい思いをしている実親を救うのだ。

無条件という条件

ベビーレインボーに登録するにあたっては、いくつかの約束ごとがあった。養親が子どもを迎えるにあたり、男女の別を選ぶことはできない。血液型を選ぶこともできない。重度心身障害を持って生まれた場合は相談に応じるが、そうでない場合は障害があっても我が子として育ててほしい。実の子を生む場合だって障害児である可能性があるのだから、基本的に生まれてくる子どもを選ぶことは一切できないというのが条件だった。また、障害や病気は必ずしも生まれつきではない。縁組後に子どもに何らかの病気・疾患があると分かった場合でも、我が子として愛情を持って育てていただきたいとされていた。

そして、昨今は国際結婚が増えていることから、（いわゆる）ハーフの子どもの相談も多数寄せられているとのことだった。瞳や肌や髪の色が異なる子どもでも受け入れることができるか、夫婦でよく考えてほしいと、ホームページに書かれていた。いわば、養親の方から一切条件を付けないことが、登録のための条件だった。

笑は、この無条件という条件を読んでも、何とも思わなかった。もしかしたら、障害のある子を養子にと言われたら尻込みする人もいるかもしれない。でも自分は気にならない。他人が生んだ障害のある子を養子にして育てるという感覚は、普通の人からすれば変わっているかもしれない。でも、命がまず第一に大事だ。子どもには何の罪もない。

特別養子を迎える場合、父親が犯罪を犯して収監されているケースもあると聞く。親にはいろいろな事情があるだろう。だから特別養子に出すのだろう。でも、たとえ親が犯罪者でも子どもには何の罪もない。それが笑の考え方だった。

航も、障害児でも引き受けてくださいという条件に対して別に抵抗を覚えなかった。正直な気持ち、それは希ちゃんの障害があまりにも重かったからだ。どんな子が来たとしても、希ちゃんよりも重い障害はないだろう。どんな子どもでも受け止められるし、育てられる自信があった。

また、ハーフの子でも引き受けるという条件に関しても、航は障害児以上に抵抗がなかった。なぜなら、我が子に養子であることの説明がしやすいからだ。笑もまったく同じだった。

養子であることは必ずいずれ本人に説明しなければならない。これを真実告知という。ベビーレインボーは、無条件という条件を課していたが、一方で、これだけはやってくださいという条件も付けていた。それが真実告知だ。これはベビーレインボーに限らず、すべての特別養子縁組で必ず行わなければならない約束事だ。

笑にも当然そういう気持ちがあった。子どもには自分のルーツを知る権利がある。笑は別に実子が欲しいと思っているわけではない。そういう気持ちで動いているのではない。まず、そこに子どもの命があって、その子を育てたいという気持ち、力になりたいという気持ちで養親になろうと思っている。だから、真実告知は当然行うことだった。

笑の感覚では、特別養子縁組という言葉はまだ一般的ではない。最近は芸能人や著名人が特別養子を迎え、それをオープンにしている報道が目につくようになった。それでもやはり、特別養子には、「親が子どもを育てられなかった」という事情が絡むので、どうしても暗いイメージがあるような気がする。

親が犯罪者であれば子どもは白い目で見られるということが日本にはある。子どもには本当は何の関係もないのに。だから笑は、迎える子どもには真実告知をしっかりやりたかった。たとえどんな逆風が吹いてきてもそれに負けず、自分を認める気持ちを持てるように、そんな子育てをしようと考えるのだった。

15章　育ての親になる

養親として登録

すべて納得ができた笑は、ベビーレインボーのホームページの登録フォームに、自分たちの情報を記入していった。養子縁組を希望する理由として、「心身ともに健康である」こと、「経済的に安定している」こと、「社会福祉に関心があり、社会貢献がしたい」ことを書き、養親になりたい思いを綴った。

ほどなくしてメールで返信が届いた。まず最初に月に1回開催される説明会に参加して欲しいと書かれていた。

2022年1月21日から3月21日は、新型コロナウイルス感染第6波のため、まん延防止等重点措置の期間だった。説明会にはZoomでの参加になった。笑たち夫婦のほかに5〜6組の夫婦が参加していた。なお、笑たちはこのあとも、ベビーレインボーのスタッフと直接会うことはなく、連絡はＬＩＮＥを介して行うことになる。

説明会では、ベビーレインボーのスタッフが自分たちの施設について紹介を行い、特別養子縁組の制度について詳しく解説した。レインボーレディースクリニックの女性の事務長がベビーレインボーの理事長を務めているとのことだった。民間あっせん団体としては比較的歴史が浅く、スタッフもたくさん揃っているわけではないらしい。会の終わりに今後の流れについて説明があった。今後は、本登録のために書類を提出してもらい、書類審査に回るという。

笑は仕事の合間に、書類を揃えた。なかなか手強かった。

・健康診断書
・戸籍謄本
・住民票
・所得証明書
・履歴書
・居住する家屋の平面図、室内の写真

・夫婦の写真

健康診断書には、血液検査・尿検査・胸部X線写真・心電図が必要だった。また、これらの書類を提出するときに、希ちゃんの病気と闘病のことを詳しく伝えた。なお、不妊治療中の夫婦の申し込みは断られるとのことだった。

書類提出が終わると、個人面接に進むことになった。今度もZoomを使ってである。笑たちはパソコンの前に座った。

ベビーレインボーの女性スタッフは、笑たちに、これまで子どもを授からずどのような不妊治療をしてきたかとか、子どもがいない生活をどう感じていたかなどを尋ねてきた。笑は、こうした質問はどの夫婦にもしている一般的な質問なんだろうなと感じた。

だが、そのあとにスタッフの女性は予期せぬ質問を振ってきた。

「前のお子さんが亡くなってから、まだあまり時間が経っていないですよね。子どもを失って、新しく子どもを迎える心境はどうなんでしょう。前の子どものことが忘れられないんじゃないですか。もう乗り越えたんですか？」

航は、（それって関係あるの？）と思い、反射的に言っていた。

「乗り越える必要はないと思うんですけどね」

笑が言葉を継いだ。

「希のことは、もう本当に大切に私たちの心の中にありますから。とても大切なことで、悲しみは常にあります。私たちは悲しみと共に生きていきますし、それは愛情が深いからこその悲しみなんです」

スタッフは、「そうなんですね。分かりました」と納得したようにうなずいた。そのあと、二人はベビーレインボーと特別養子縁組を進めていけるように、双方の気持ちを確認しあった。笑も航も法律には詳しいので、疑問点は特になかった。

笑は自分の年齢に関して尋ねてみた。ベビーレインボーの考え方は、「年齢制限が緩すぎると周囲から批判のような声が届くこともあるけれど、年齢をあまり厳しく区切らない方が、いい人に出会える場合もあるので、そういう意味で間口を広げています」というものだった。

その後、二人は研修も受けた。これもZoomだった。社会福祉・児童福祉の総論的な講義が2日間にわたって数時間ずつあった。二人にとってはすっと頭に入る内容だった。そして、いくつかの動画を視聴するように指示された。

そのうちの一つは、以前テレビで放映された特別養子縁組の特集番組だった。取材の対象になったのは、茨城県にある民間あっせん団体・ＮＰＯ法人の「Ｂａｂｙぽけっと」。風俗で働く女性が妊娠し、父親が誰かも分からず、子育てをする経済力がないために、子どもを養子に出す場面が描かれていた。生活の基盤がなく、社会の中に居場所がない妊婦たちに対して、シェルターのような母子寮を用意し、出産までの日々を支えていた。

痛みに耐え、出産を経験し、そして我が子と別れていく場面が記録されていた。養子をもらう側ではなく、養子に出す側を描くことで、育てることができない生みの親の立場と、育てられることのない赤ちゃんの姿にスポットが当たっていた。

特別養子縁組は、不妊治療の果ての選択肢として語られることが多い。なかなか実らない不妊治療は「出口のないトンネル」に例えられることが多い。特別養子縁組は、そのトンネルの先の光に例えられることがある。

しかしこの制度は本来そういうものではない。不妊治療がうまくいかなかったときに、本当は自分の子どもが欲しいけれど養子でがまんするとか、次はしかたないから最後の手段として養子をもらおうかという気持ちで入る世界ではない。笑は、動画を視聴して改めてそういったことを認識した。

2022年4月下旬、養親としての最終登録は、ベビーレインボーによる家庭訪問を残すのみとなった。これをクリアすれば、いよいよ笑と航は、子どもが委託されるのを待つ身になる。最低でも1年はかかるという話だった。

「こういう赤ちゃんがいます」

家庭訪問の日がやって来た。SNSの情報では、タンスの中まで見られるという話があった。だが笑たちは、変にきれいにしすぎるのも嘘くさいと思い、ちょっとだけ掃除機をかけただけで、普段通りに自宅で訪問を受けることにした。

ベビーレインボーからは、女性の理事長とスタッフがやってきた。理事長と初めて会った。うわさのように、細かい見られ方はしなかった。家の中がどうなっているのかを確認し、子育てできるスペースがあるのかをチェックしていた。さっと見たという感じだった。

理事長からは何も不備は指摘されず、これで本登録になるのかなと笑は思った。笑たち夫婦と、ベビーレインボーから来た二人はダイニングテーブルを挟んで椅子に腰掛けて一息ついた。そのとき、理事長がおもむろに口を開いた。

「実はですね。ちょっとお話があって……。こういう赤ちゃんがいます。今度、両手両足の指が欠けている子が生まれるんです。裂手症《れっしゅしょう》、裂足症《れっそくしょう》と言います。お任せしたいのですが、いかがでしょうか。迎え入れてもらえますか？」

「え！」

笑は思わず声を上げた。航も心の中で「早すぎ！」と叫んでいた。

まさか、そんなことがあるのか。笑は鳥肌が立つのを感じていた。鳥肌が立ったのは、喜びが湧き上がってきたからだ。笑の心は「喜んでお受けします！」と叫んでいた。でもここは先走ってはいけない。笑はぐっとがまんして、隣の航に「どうですか？」と聞いてみた。

「ぼくは全然構いませんよ」

航にとって、指が欠けていることは大した話ではなかった。

笑は航に対して惚れ直すような思いだった。理事長に対して「喜んで迎えさせていただきます」と赤ちゃんを歓迎する言葉を返した。

ベビーレインボーの二人は顔を見合わせて驚いていた。

「こういう人たちもいるんだ……」

理事長はつぶやき、「実は……」と言葉を続けた。

「実は、うちの中でも二つ意見があったんです。笑さんたちは、前の子どもに障害があって病気で亡くしていますから、とても苦労しているはずです。もし特別養子をあっせんするなら、今度こそは健康な子を育てていただきたいと。もう一つは、笑さんが子どもに罪はないと繰り返し言われていたので、指がないという障害があっても育ててくれるのではないかという意見もありました。それで今日、ちょっと聞いてみたんですが……そうしたら即答なされたので、こういう人たちもいるのねえって」

笑の心の中には「特別養子の育て親とは単なる親ではない。使命がある」という思いがあった。普通の子育てとは少し異なる。別に障害児を育てたいという希望があったわけではない。ただ結果的にこういう縁があった以上、自分たちは適任だと思えた。子どもはどうしたってつらい思いも嫌な思いもするはずである。だから言ってみれば、高い意識を持って育てていかなければいけない。そういう心の準備はすでにできていた。

理事長たちが帰ると、笑は早速、インターネットで裂手症・裂足症について調べ始めた。20000人に一人の先天的な異常で、何本かの指が生まれつき無い。何本無いかは子どもによって異なる。理事長の話では、5本全部が無いわけではなく、両手両足のすべてで、何本かの指が欠損しているとのことだった。具体的にどの指が無いのかは分からなかった。

分からないと言えば、赤ちゃんの性別も、生まれる場所も、実親の情報も何も知らされていなかった。笑たちが問われたことは、指を欠いている子どもでも迎える心づもりがあるかどうかだけだった。

他人が生んだ障害のある子を特別養子として一生責任を持って育てていくのは、人が見れば普通ではないと驚くかもしれない。でも、障害や病気の治療については希ちゃんの子育てで学んだことを生かせる可能性がある。これは運命なのかもしれない。笑には、子育てに対する楽しみしかなかった。

ただ、指を欠いているというのは、決して軽い障害ではない。形成外科で手術することになるのだろう。だけど手術で指が5本に増えるということは絶対にない。手足が使いやすくなるように、見た目を整え、機能を持たせる手術になるのだろう。手術をしっかり受けさせることも親としての責任だと笑は自覚した。1歳の頃だろうか。1歳を過ぎた頃だろうか。笑は未来に思いを馳せた。

一方で、生みの親の気持ちも考えた。なぜ、実親は赤ちゃんを手放すのだろうか。やはり理由が気になる。笑は親の気持ちを日々考えた。

特別養子縁組は、子の利益のために適用される制度である。母親が未成年だったり、未婚や離婚で父親が行方不明であったり、経済的困窮であったり、子どもを育てられない事情があるときにだけ特別養子に出すことができる。つまり親の事情が要件になる。子どもの障害が受容できないというのは、理由にならない。子どもの事情は要件にならない。それを認めてしまうと、障害児の特別養子縁組を助長することになりかねない。笑は、そういうことは嫌だなと思った。

笑はベビーレインボーに、実親が特別養子に赤ちゃんを出す理由をＬＩＮＥで質問した。しかしはっきりとした理由は教えてもらえなかった。単に「経済的理由・子に障害があることによる精神的理由」と伝えられた。ベビーレインボーでは、赤ちゃんを受け取るときに、実親と実際に会うという制度にしていた。理事長はこう言う。

「1回だけ実親に会えますから、聞いてみたかったらそのときに聞いてください」

「え、聞いてもいいんですか？」

「聞きたい気持ちがあるんでしたら、聞いてもらえますか？」

笑は本当にそんなことをしてもいいのかと考え込んだ。
その後、ベビーレインボーからの連絡で、赤ちゃんは男の子と知らされた。希ちゃんの弟になるのだ。

赤ちゃんを迎えにいく

２０２２年の大型連休が明けた。不意にベビーレインボーから笑のもとにＬＩＮＥが届いた。赤ちゃんが生まれたという。場所は、ある地方のＺ県の県立病院。予定ではあと1か月くらい先のはずである。36週で生まれたらしい。体重はおよそ２０００グラム。

赤ちゃんを迎えに行く段取りについて、笑はベビーレインボーと相談を重ねた。その会話の中で、笑は赤ちゃんの指が何本欠けているのかを聞いてみた。やはり気になっていた。ところが、ベビーレインボーが母親に問い合わせても、「分からない」という返事だった。どうやら母親は赤ちゃんの手足を直視していないようだった。ちょっとそれはひどいなと笑は思った。でも、特別養子に出すと決めたら、気持ちが完全に切り替わるものなのかもしれないと思い直した。

ベビーレインボーからは、赤ちゃんの名前を決めてくださいと頼まれた。まだ会ってもいないのに、名前を付けるのは難しい。二人は一緒に考えた。そして赤ちゃんの名前を「倫《りん》」（仮名）に決めた。

倫くんは生後5日で県立病院を退院することになった。その日に合わせて、笑たちはZ県まで倫くんを迎えにいくことになった。航の運転で二人は自家用車で長いドライブに出た。

道中、笑は、相手の親が本当に来るのか落ち着かない気持ちだった。ギリギリまで分からないなと思った。生まれた子どもの顔を見れば、やっぱりなんとしてでも自分で育てたいと気持ちが変化することもあるような気がする。そうなれば、自分たちがこれまでに準備してきたことが全部ムダになってしまう。でも、それはしかたがない。

実親ががんばってみようと思い、周りからのサポートももらいながら新しい生活が叶うのであれば、それはそれでいいことだろう。でも、やっぱり無理でした……と、子どもへの虐待になってしまう母親もいると聞く。それだけは避けてほしい。

待ち合わせ場所は、Z市の大型家電量販店の駐車場だった。そこで赤ちゃんを引き渡すという。笑は、それはちょっとどうなのかと戸惑った。人の目もある。もう少し落ち着いた、静かな場所がいい。そう思って車を走らせているうちに、雨になった。やがて嵐のような降り方に変わった。

ベビーレインボーのスタッフに連絡を入れて、話し合った末に、場所をZ市の市役所のロビーに変更してもらった。航は車を市役所の駐車場に入れた。

市役所の玄関をくぐって中に進むと、ベビーレインボーの理事長ともう一人の若いスタッフが立っていた。そして、そのすぐ傍には若い男女が控えていた。実親だ。母親は赤ちゃんを抱っこしていた。

笑と航は「初めまして」と挨拶をしながら、歩み寄った。

実親夫婦は頭を下げて、「よろしくお願いします」「受けてくださって、本当にありがとうございます」と返事をした。

笑は、夫婦を見て「なんて普通の人たちなんだ」と思った。いや、普通という表現が違っているとしたら、美男美女のしっかりした、そして優しそうな若者に見えた。

母親は近寄って来ると、航に赤ちゃんをそっと差し出した。航は赤ちゃんを受け止め、「ああ、小さいな」と思った。

赤ちゃんを渡すときに、もしかして母親は泣き崩れるかと笑は想像していた。しかし母親は悲しげな表情を見せることもなく、意外にもあっさりとしていた。

実親夫婦は、経済的に行き詰まっているようにはとても見えない。この夫婦に育てられない特段の事情とは何だろう。でも経済事情なんて、当人たちにしか分からないことだ。勝手に決めつけるのは違っている。悲しく思っているかも本人にしか分からないことだ。

笑は赤ちゃんの、いや、倫くんの顔を覗き込んだ。心の中で「可愛い！」と声をあげていた。だが、生みの親の前では言葉を発することはできない。

この日まで、笑は、障害があるから養子に出すのだろうかという疑問があった。障害児を生み、育てていた自分としては重い気持ちもあった。だが、倫くんの可愛らしい顔を見たら、そういった想いは吹き飛んだ。ただ、ひたすら、この可愛らしく小さな命を大切に育てたいと思った。

この日、「なぜ子どもを手放すんですか」という質問を笑は用意していた。でも、実親の顔を見て、答えが分かってしまった気がした。自分たちは東京の真ん中で暮らしている。他人の目とか、世間体とか気にして生きる場所ではない。でもZ市はそうではない。

裂手症・裂足症は遺伝子異常の病気で、見た目の問題があるだけでなく、世間から血筋を問題にされる可能性がある。そのあたりが、答えなのかもしれない。問いかけたい気持ちは消えていった。

理事長が手提げ袋の中から哺乳瓶を取り出した。

「赤ちゃん、飲む力が弱いんですよね。用意してきましたから、飲ませてください」

航は哺乳瓶を受け取ると、左腕に抱えた倫くんの口に乳首をくわえさせた。哺乳瓶を少し傾けると、倫くんは、ゴクゴクと音を鳴らしてミルクを飲んだ。これは航にとって衝撃的だった。希ちゃんは食道閉鎖があったため、口からミルクを飲むことは最後までなかった。赤ちゃんが口からミルクを飲む。それって普通のことなんだろうが、航にとっては感動的な姿だった。笑はそんな航を見て、全身から父性が溢れていると感じた。

母親は、いくつかの品々を笑に手渡した。木箱に入った臍の緒、数々の胎児超音波の写真、倫くんをくるんでいたバスタオル。さらには、生まれたあとに使う予定で買っておいたオムツやベビー服も。大切な記録という意味で引き継ぎをしてくれたのだろう。笑は心の中で（ありがとうございます。大切に保管しますね）と感謝した。

最後に笑は母子手帳を受け取った。これも大事な引き継ぎだ。特別養子縁組では、育ての親が自分たちの地元で新たに母子手帳を交付してもらうことも多いが、笑たちの場合は直接手渡された。なお、後日母子手帳を開いてみると、妊娠30週まで地元の産院で健診を受けており、そこには「異常なし」のスタンプが押されていたが、そこから先の健診はZ県立病院になっており、「異常なし」というスタンプは途絶えていた。

ミルクを飲ませ終えると、航は「もう行こう。帰ろう」ときっぱりと言った。ミルクを飲む倫くんの姿を見て、生みの親に心変わりされても困る。いや、そうなったらそうなったで、それが赤ちゃんにとって幸せなのかもしれない。だけど、そんなことを言っている場合ではない。ここにはもう用はないという思いだった。

笑たちはこれきり実親に会っていない。あっせん団体によっては、実親と養親との間で手紙などのやり取りを仲介することがある。しかしベビーレインボーにはそこに注力できる体制はまだ備わっていなかった。養親の会を開くとか、養親の家庭をバックアップするとかは今後の課題になっているとのことだった。

かと言って、生みの親と完全に関係が切れたわけではない。笑の心の中には実親への特別な想いがある。それは簡単な言葉では言い表すことはできない気持ちだ。倫くんを生んでくれたし、自分たちに託してくれた。そういう人たちだ。

将来、倫くんが実親に会いたいと言うかもしれない。そうなれば、再会する可能性がある。だから笑は今でも、生みの親に対して（元気にしていらっしゃるだろうか）と案ずる思いを抱いている。

そして実際に、今も小さなつながりがある。父親が倫くんの成長を気にかけていると聞いていた。笑は、数か月に1回の頻度で、倫くんの写真を実親に送っている。

自宅に迎え入れる

倫くんを連れて夫婦は地元に向かって車を走らせた。ベビーレインボーのスタッフは、倫という名前でZ市役所に出生届を出し、同時に転出の手続きを取ってくれることになっている。笑たちにとって倫くんはこの段階では「同居人」なので、区役所に転入の手続きと、児童相談所に「同居児童届出書」を提出しなくてはいけない。この書類を出すことによって、児童相談所からの支援を受けることができる。

車は、レインボーレディースクリニックに到着した。倫くんは自宅で育てるにはまだ体が小さい。クリニックに入院するという形をとって、体重を増やすことになった。

クリニックでは高齢の理事長先生が迎えてくれた。

「おお、来たか、来たか」

笑たちは理事長先生に会うのはこれが初めてだった。二人は頭を下げて挨拶した。入院している倫くんを、週に1回クリニックにやって来る順天堂大学病院の小児科の医師が診てくれた。倫くんの両手は、中指が欠損しており、親指と人差し指がくっ付いていた（合指症）。中指の部分が裂けているので、全体としてV字型の手に見える。両足は、第2指から第4指までが欠けていた。足もV字型に見える。

Z県立病院では、倫くんの手足のX線撮影をしていなかった。当然、他の臓器の検査もしていない。その小児科医は、精密検査をしましょうと笑たちに提案し、倫くんは順天堂大学病院へ転院となった。

心臓を含めて他の臓器はすべて正常だった。体重の上昇傾向を確認し、倫くんは退院することになった。レディースクリニックと大学病院にそれぞれ1週間ずつ入院していたことになる。

2022年5月29日、倫くんが初めて自宅にやってきた。新しい生活の始まりに笑は喜びと緊張を感じた。倫くんは現時点では預かっている子だ。6か月間の試験養育期間を経て、家庭裁判所の審判が下りれば初めて自分たちの戸籍に入れることができる。よその子を預かっていると思うと、いやでも緊張を覚えるのだった。

転入の手続きは問題なく進んだが、てこずったのは健康保険証である。同居人である倫くんは国民健康保険に加入することになる。ところが区役所の担当職員が特別養子縁組の制度を理解していなかった。実親が加入している社会保険に加入するように言ってくる。笑が何回説明しても分かってもらえなかった。結局、国民健康保険に入ることができるまでに2か月を要した。

笑のFacebookには、およそ1200人の「友達」がいる。司法書士・弁護士・税理士・会社の経営者など、仕事仲間であり、友人たちだ。笑は「友達限定」で倫くんのことをみんなに紹介した。

そして、「もう一度、夫婦で協力して、イチから勉強して子育てを頑張ります」と書き込んだ。

16章　家庭裁判所への申立て

成長する子

倫くんは絵に描いたようにスクスクと育った。2か月で笑い、3か月で首がすわり、5か月で寝返りをうつようになった。ただ、笑も航も、倫くんの成長を希ちゃんと比べるようなことは一切なかった。希ちゃんには希ちゃんの標準があるし、倫くんには倫くんの標準があるという感覚だった。

笑は、以前に18トリソミーの子を持つ母親から言われた言葉があった。それは、「上に18トリソミーの子がいて、下に二人目の子どもが生まれると、その子はまるでかぐや姫みたいだよ」というものだった。

そう、下の子はかぐや姫のようにどんどん成長していくということだ。笑はその言葉を思い出した。確かにそうだと思った。毎日気をつけて見ていないと、倫くんは猛烈な勢いで成長していく。昨日できなかったことが今日できている。ビニールシートを口に持って行ったりしてヒヤリとすることもある。18トリソミーの子とは時間の流れが違う。それは間違いなかった。

子育ては楽しい。それはまったくその通りだと笑は実感していた。でも……と思う。倫くんが泣いていて、倫くんを抱っこする。そうすると倫くんは喜んでくれる。倫くんは特別養子としてたまたまうちに来てくれたけど、他にも抱っこしてもらいたくて泣いている子がたくさんいるのではと思ってしまう。そういう子がいっぱいいるんだろうなという気持ちになる。

だから、もっともっと仕事をたくさんして、事務所を大きくして、人を多く雇って、経済的にさらに安定できたら、特別養子でなくても、里親として二人目の子を迎えたいという思いがある。

申立て手続き

9月になり、家庭裁判所に特別養子縁組の申立てを行った。場所は霞が関。二人にとっては仕事でよく行くところだった。審判に必要なのは、書類の提出と調査官による面接だった。書類も面接もベビーレインボーに登録したときと、ほとんど同じ内容だった。面接は夫婦一緒に裁判所で受けた。特別養子を受け入れようとした思いや、希ちゃんを失った経緯などを聞かれて説明した。

面接が終わったあとに、家庭訪問があった。今度の家庭訪問はベビーレインボーのときより、かなり細かかった。風呂場の中まで見られた。

調査官が一番知りたいことは、日常の中で夫婦がどのように倫くんを育てているかである。調査官はリビングルームに入ってくると、「いつも通りに過ごしてください」と言った。

ちょうどそのとき、倫くんはお腹を空かしていたので、航は倫くんに離乳食を食べさせた。その様子を確認し、調査官は1時間くらいで帰って行った。

家庭訪問のあとに2回目の面接があった。また夫婦揃って家庭裁判所に出かけた。倫くんはキッズスペースで遊んでいた。面接の内容は、二人の気持ちを再度確認するようなものだった。調査する方もされる方も、法律に関わる人間なので面接はスムーズに進んだ。

児童相談所からの支援

児童相談所からも家庭訪問があった。こちらは月に1回の頻度で、調査というよりは、日々の暮らしを見て、子どもの成長を見守っていくことに主眼が置かれていた。ただし審判に際して、家庭裁判所から児童相談所に調査嘱託書が届くので、児童相談所は育ての親の養育状況を報告することになる。

児童相談所の職員は、利用できる行政サービスの資料をたくさん持ってきてくれた。そのうちの一つが、子育て支援施設だった。笑がその施設に連絡を取ってみると、ベビーシッターを派遣してくれるという。週に2回、1回に3時間、シッターさんが来てくれることになった。

笑と航は在宅ワークをしつつ事務所へ行っていたが、どうしても二人同時に家を空けたいときがあった。銀行決済の立ち合いなどが二人で重なるときだ。そういうときは、シッターさんが来てくれることが本当に助かった。

試験養育期間は何としても二人で倫くんを育てようと考えていた。だが、それはなかなか難しいのも事実だった。そんなとき、児童相談所が倫くんを保育所に入れることを提案してきた。試験養育期間中に預かった子を保育所に入れていいのか、笑は迷った。

すると、児童相談所の職員が家庭裁判所に問い合わせをしてくれた。

家庭裁判所の返事は、保育所に入れても何ら問題はなく、審判にも影響しないというものだった。

区のホームページを見ると、ゼロ歳児の空きが一つだけ残っていた。そこで急遽申し込みをした。直近の締切りまで時間がわずか1日しかなかったため、夫婦は就労証明など必要書類を急いで準備した。また倫くんは特別養子なので、裁判所の係属証明書のコピーなども用意した。

倫くんの障害は軽度ではないものの、集団生活には支障がない。区には、障害児クラス・医療的ケア児クラスを設けている保育所もあるが、通常クラスで申し込んだ。約10日で許可が下り、そこからはバタバタと保育所見学・健康診断・予防接種などをこなしていった。こうして11月1日に、倫くんは保育所デビューとなった。

もちろん、保育所には特別養子縁組のことも障害のことも伝えたが、まったく普通に倫くんの保育を引き受けてくれた。倫くんの苗字は笑たちの姓を使うことになった。

審判を待つ

家庭裁判所から審判書はなかなか届かなかった。6か月の試験養育期間は、子どもを委託された日を起点にするという専門書の記載もあるが、どうやら申立書を提出した日が起点になっているようだった。笑たちが出した申立書が9月初旬とやや遅かったのは、ひとえに仕事が忙しすぎたからだ。

審判を待つ間に実親が翻意して、同意確認が取れずに縁組が成立しないケースもあると聞く。だが、笑たちは、「特別養子縁組の申立て」と「特別養子適格の確認の申立て」を同時に行なっていた。適格の確認とは、実親が育てられない特段の事情があることと、子どもの福祉に適うということを申立てて、その適格性を確認してもらうことだ。つまりこの書類によって、実親と子どもは事実上切り離される。だから、話が覆ることはないと笑たちは確信していた。

3月下旬に審判書が届いた。結果はもちろん「認容」だった。ここから先、2週間、実親は「即時抗告」をすることができる。ただ、適格の確認が済んでいるので、それはあり得ないことだった。

審判書が届くと、「確定証明書」の交付を裁判所に申請する。確定証明書が届き、確定日から10日以内に戸籍係に特別養子縁組の届出をする。こうした書類の作成は笑たちにとっては手慣れた作業だった。しかし一般の人にはなかなか難しいかもしれない。そういうときは、ベビーレインボーの弁護士が手伝ってくれることになる。

こうして倫くんは、戸籍上も笑と航の実子になった。笑はホッとしたが、それ以上のものではなかった。倫くんとはもう1年近く一緒に暮らしているし、戸籍上苗字が変わったところで大きな違いはない。倫くんも何も変わりはない。確かに日本では親子関係が法律上大きな力を持つ。ただ、これからも、これまでのように、倫くんと生きていこうと笑は意欲を新たにした。

17章　新しい家族

将来の課題

倫くんの1歳の誕生日を家族で祝った。愛犬レオも合わせて3人と1匹で誕生パーティーを行った。

次はいよいよ手術の予定を組む時期に入ってきている。近々行動を起こさないといけない。指の手術は命にかかわらないので、それほどの心配はないが、形と機能をしっかりと整えるためには熟練した形成外科医の手術を受けたいと笑は考えている。

倫くんの両手は真ん中でV字に裂けているので、この部分を縫い合わせて「谷」をなくす。親指と人差し指が合指症になっているので、ここを切り離し、「谷」を作る。こうして、中央がV字になっていたのを、親指とそれ以外の3本の間をV字にする。

今はスプーンなどを中央のくびれで握ってしまうので、それを親指と人差し指の間で握るように練習する必要がある。1歳の子だから慣れるのは速いかもしれない。

両足の指は、中の3本が欠損しているが、これを増やすことはできない。ただ、やはり中央がV字に裂けているので、そこを縫い合わせるか、他の場所から皮膚を持ってきて補うかを考える必要がある。形は少し整うが、指が2本であることには変わりない。

おそらく歩行には影響は出ないだろう。1歳の倫くんは独り立ちが可能で、手押し車を押して勢いよく歩いている。いや、走っているという感じだ。手押し車なしで歩くのも、もう少しだ。手術は1回で終わることはないはずだ。何回も必要になるだろう。

真実告知は早い方がいい。2歳を過ぎれば、言語コミュニケーションが取れるようになっている。倫くんには正しく意味が分からなくても、伝えていきたい。具体的にどういう言葉を使うとか、あるいは絵を使うとかの計画は練っていない。でも、倫くんが傷つかないように工夫したい。

まずそのためには、笑と航の夫婦と、倫くんとの関係がとても密で、うまくいっていることが最も大事だろう。そしてその上で、実はもう一組のお父さん・お母さんがいるんだよと伝えたい。そのときに、自分たちと倫くんの関係はその事実によって何も変わらないと言ってあげようと決めている。

「生んでくれた親」という概念を倫くんが何歳になったら理解してくれるか、それは分からない。でも、自分たちが倫くんのママであり、パパであるということを言い続けよう。

裂手症・裂足症のことも倫くんに説明していかないといけない。手の指が4本であるということは、人から気づかれないということは絶対にない。小学校や中学校に進めば、人から何か言われるだろうし、いじめに遭う可能性も高いだろう。

数か月前に温泉へ家族旅行をしたとき、5～6歳の子どもが「カワイイね！」と倫くんのそばに寄ってきた。その子は倫くんの手を見て大声で「化け物だ！」と叫んで逃げていった。（そんなこと言わないでよ）と笑は心の中でつぶやいた。でも確かに倫くんの手を見れば、ふつうはびっくりするだろう。

先日もやはり旅行に出かけた。このとき、倫くんは靴下を嫌がって穿いていなかった。旅先のスーパーマーケットで小学2～3年生の男の子が倫くんの足に気づき、「この子、足がない！」とびっくりするくらい大きな声で叫んだ。周囲の大人たちもその声に驚いてザワザワした。

笑は、もっと大きな声で被せ気味に「そうだよ！　生まれたときからなんだよ！」と言い返した。男児は「へー！」と神妙な顔になり、「その子、歩けるの？」と聞いてきた。笑は「歩けるんだよ。２００００人に一人いるんだよ」と答えた。

その子が「初めて見た。歩けるの……歩けるんだ」と呟いたので、笑は「心配してくれてありがとう。見てもいいよ、本当に」と声をかけた。

笑の友だちには18トリソミーの子を持つ親がたくさんいる。どの子も障害児で、一般の人が見ればいろいろな思いがあるだろう。障害に対して悪いイメージを持つ人もいれば、驚きの感情を隠さない人もいるだろう。だから子どもが倫くんを見れば驚くだろうし、それを口にする子どもに罪はないと笑は思う。

障害とどう付き合い、障害のある人生をどう生きていくかは日本では難しい一面がある。障害を可能な限り隠して生きていくのも一つの選択肢だろう。でも笑は、希ちゃんの病気と障害をＳＮＳで発信した。多くの応援のコメントをもらったが、中には「障害のある子をよく晒せますね」というコメントもあった。

笑は、「晒す」と言われるとは思っていなかった。病気と闘っている希ちゃんが愛おしいので、その可愛い写真を投稿しただけなのに、そういう反応があるのは残念だった。

いずれにしても、笑は倫くんに「負けない子」に育ってほしいと願っている。先日、特別養子の親の会に出てみたら、3歳の子に空手を習わせているという話を聞いた。特別養子の子はそれだけでもいじめられるかもしれない。だったら、小さい頃から空手を習っているらしいと噂になってくれれば、いじめたら殴り返されると相手の子が思うかもしれない。その養親はそんな話をしていた。

笑は（それってちょっとどうなの）と思ったものの、その気持ちはよく理解できた。そういう意味で言うならば、倫くんは特別養子と指の先天異常という、いわば二重の重荷を背負っている。

だから親としては、教育を与えることが何よりも重要だ。自分たちは倫くんより先にこの世を去る。倫くんが一人で生きていけるように、もちろん本人が望めばだが、大学まで行かせて学問を修めてほしい。それが「負けない子」だろう。

倫くんはやがて、自分の指がみんなと違っていることに気づくだろう。「なんで指がないの？」と聞いてくるかもしれない。そのときは、２００００人に一人の病気で、誰かにこういう病気が起こるのだと事実を伝えるだけだ。

いま、保育所に通っていて、嫌な思いをしたことはないし、変な雑音が入ってくることもない。それは東京の真ん中だからかもしれない。障害への偏見がない社会が来てほしいが、もしかしたら倫くんの生きる時代にはそれは間に合わないかもしれない。

でも、変わっていくのは多分、東京のような大都会からだろう。倫くんの周りから世界が変わっていけば、それはすばらしいことかもしれない。

家族に定義はない

倫くんを養子に迎えて、笑は友人から「希ちゃん家《ち》、第2章」とか「再スタート、おめでとう」とか言われたりする。でもそれはちょっと違っていると感じる。再スタートを切ると言ってしまうと、前は失敗したとか破綻したとかということになる。そうではない。

希ちゃんは今でも夫婦の心の中にいて、家族は前から変わらずに繋がっている。希ちゃんを失ったから倫くんを迎えたわけではまったくない。だから笑たちの家族は一度も終わってはいない。「希ちゃんが生まれ、去り、そこに倫くんが来た」という家族の形であるとは思っていない。

家族にはいろいろな形があってもいいと笑は考えている。離婚・再婚を経て連れ子がいればステップファミリーになる。そういう家庭はいくらでもある。何かの事情で甥や姪を育てている家族もある。

そもそもの話をすれば、倫くんはもとより、笑と航だって血は繋がっていない。全員にDNAが共通していない。そこに愛犬レオが加わって家族ができている。

法律の仕事をしている笑と航は、戸籍とか血縁とかの重要性を人一倍よく分かっている。だけど、血が繋がっている親子がまったく会おうとしなかったり、争っていたりする場面をいやというほど見てきている。どんなに醜く争っていても、その親子は戸籍で繋がっている。

それを考えると、家族の姿というのは、戸籍とか血縁では説明できないと笑は考えてしまう。家族という枠を定義して、その中で生きていくのはちょっと違う。もし、家族の枠を定めてしまうと、ああするべき、こうするべきという考え方が家族を支配し、家庭が閉鎖的になるのではないか。

そういう家庭の中で児童虐待が起きているということもあり得る。枠を外して社会に向かってSOSを出すことができれば、その家族は救われる可能性がある。

家族とは何かという定義がないのが家族かもしれない。その方が、いいのではないだろうか。だけど、笑には家族の形としてどうしても譲れないことが一つだけある。それは親が子どもの命を守り、子どもを養育するということだ。そしてそれができないのであれば、誰かに助けを求めるべきだろう。助けてくれるのは、子育て支援施設のベビーシッターかもしれないし、もっと深刻であれば特別養子縁組という制度かもしれない。

子どもは守られなければならない。子どもを守るのはＤＮＡが繋がった実親だけではないはずだ。家族だけで抱え込まず、みんなで、あるいは社会で子どもを守っていかなくてはいけない。

それには社会が変わっていかなくてはならない。それができない理由は世間体というものが、子どもの敵になるからだろう。多くの人は世間体を気にして、家族はこうあるべきだとか、親はこうあるべきだとかを考える。それが家族を苦しめ、子どもを苦しめるのではないか。子どもの生きる権利を大人が壊してはいけない。子どもには何の責任もないのだから。

家族とは何かという話はやはり難しい。航はそこまで難しく考えなくてもいいと思っている。航にとって家族とは、日々普通に生きていくことであり、明日、倫くんを無事に保育所に連れていく日常のことだ。

明日の朝、熱を出さないで倫くんが保育所に行ってくれれば、それだけでいい。元気に保育所に行ってくれる姿を見れば、血の繫がりとか、生まれる前の事情などは意識もしないし、関係がないとすら思える。

航にとって大事なのは、倫くんが無事に日常生活を送って、今を生きることができて、将来も安定して生きられることだ。毎日、倫くんの今の幸せと将来の幸せを一生懸命に考えている。そういう意味では、やはり航にとっても家族とはこうだという定義はないし、定義しようと思い悩むこともない。当たり前の日常こそが、航にとっての大切な家族だ。

これから先の生き方

笑は倫くんの将来に思いを馳せる。自分一人で生きていく術を自分で身につけて欲しい。気持ちのうえでは、倫くんにはお金を残さないいくらいのつもりだ。もちろん、実際にはそうではないが。

この子はきっと苦労するだろう。特別養子ということを正しく理解したときには、捨てられたと思うかもしれない。自分は障害があるから親に捨てられたと短絡的に考えてしまうことだってあり得る。だから、それを乗り越えるような自己肯定感をつけてあげたい。

倫くんの欠けた指が可哀想だからといって、自分がこの子の指の代わりになろうとは思わない。そういう気持ちはまったくない。自分たち夫婦は先にいなくなるので、そんなことをしても何の役にも立たない。

そういうことよりも、たとえ障害があっても別に不足がないという生き方をしてほしい。笑は「障害は個性」という言い方は好きではないものの、そういう感覚を倫くんには持ってもらいたい。あるがままの姿で生きていく人生を倫くんが歩んでいく決意をしてくれたらそれでいい。その中で倫くんが何かやりたいことを見つけたなら、親としてできる限りのサポートをするつもりだ。

出会いは運命であり奇跡

特別養子縁組という制度は、日本ではまだ一般的ではない。日本は養子後進国とも言われており、養子の件数がアメリカとは2桁異なる。笑はそれが残念だ。望まぬ妊娠の末、孤立出産し我が子を殺してしまう母親のことが報道される。なぜ、母親は助けを求めなかったのか。殺すのではなく、特別養子に出す選択はなかったのだろうか。

家庭養護を必要とする子が何万人もいて、特別養子を求める養親が列をなしている状況でありながら、縁組に1年以上かかり、年間の縁組成立数がおよそ700件に留まるのはなぜだろうか。その理由の一つは、子どもの障害である。

奈良県にあるNPO法人「みぎわ」は、キリスト教の博愛精神に基づき、障害のある子の特別養子縁組を専門にしている。元の理事長自身もダウン症の子どもを特別養子として育てている。笑はそれをすばらしい取り組みだと思う反面、元理事長がダウン症の子を養子に迎えたということは、引き取り手がなかったのかもしれないと想像する。

現実問題として、障害のある子を特別養子として進んで迎える養親は少ない。また、あっせん団体に登録する際に、障害のある子でも迎えてくださいという説明を受けて、怖くなってやめてしまう人もいると聞く。

笑たちがベビーレインボーに登録する直前に、やはりダウン症の赤ちゃんの特別養子の話があったが引き取り手がなかったという。その赤ちゃんは結局、乳児院に引き取られたらしい。笑がその立場だったら、ダウン症の子を迎え入れていたと思う。そういう約束で養親に登録したのだから。

笑は、障害のある倫くんを迎え入れて「立派だね」と友人から言われることがある。

しかし自分たちは全然立派だとは思っていない。自分たちは立派なことをしたのではなく、倫くんという可愛い子に出会えたのだ。特別なことをしているという意識はまったくなく、倫くんを迎えられて幸せしかない。子どもにはものすごいパワーが備わっていて、自分たちは倫くんからパワーをもらっている。

ただ、自分たちは立派なわけではないけれど、少数派かもしれないと思う。少数派であっても、ほかの養親と同じように幸せを感じている。特別養子を迎えて、後悔している養親の話は聞いたことがない。それは自分たちもまったく同じだ。障害があっても関係なく、幸せをもらっている。

人と人との出会いは奇跡のようなものだと笑は感じる。希ちゃんは6％の確率で生まれてきた。笑と航は希ちゃんと出会うことで人生が変わった。縁が広がり、友だちとの出会いが増えていった。

倫くんとの出会いも偶然がもたらした奇跡のようなものだ。たまたま生みの親がベビーレインボーに連絡して、自分たちもたまたま同じ時期にベビーレインボーに登録をして、それで繋がりが生まれた。少しでも時期がずれていたら、自分たちは倫くんと家族になれていなかった。

人と人とが繋がるというのは、自分の生きる世界が広がることをいうのだろう。笑はスピリチュアルなことは信じない方だが、人の力ではどうにもできない運命のようなものは存在しているのかもしれないと思う。

２０１９年４月30日、つまり平成最後の日に、笑はFacebookに初めて希ちゃんのことを公表した。このとき、希ちゃんは生後３か月。肺嚢胞の手術を受けた頃だ。病気と障害を持つ希ちゃんを生んで、周りから大変だと思われて仕事に支障が出たら困ると思い、投稿は控えていた。しかし、私たちはこんなに頑張っているんだということをみんなに知らせたくて投稿に踏み切った。そこにはこんな言葉があった。

「障害や病気の子を持つと、特に母親は、今までの生活が変わり、いろいろなものを失うようなイメージがあります。私は希ちゃんの母親になり、多くの貴重な経験をして、今まで以上に世界が広がっていくように思います」

あれから４年が過ぎた。まるで予言ではないか。過去に発したその言葉は真実になったと、笑の心は震えるのだった。

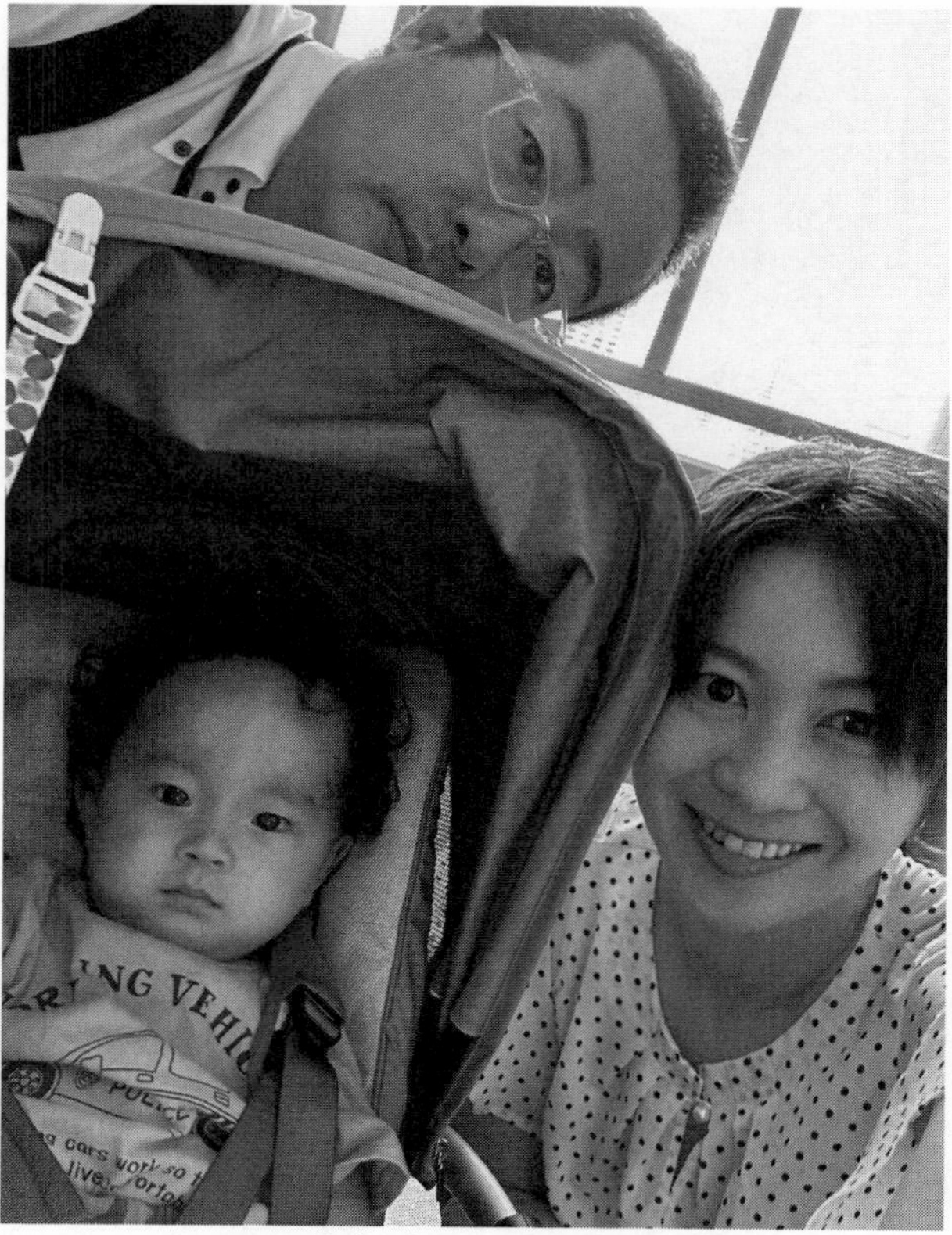

倫くんを迎えた家族の姿

おわりに——奇跡の人

　2013年に、私は『運命の子　トリソミー　短命という定めの男の子を授かった家族の物語』（小学館）という本で、13トリソミーの男の子の家庭を中心に、いくつもの障害児（者）の家族の姿を描いた。

　あれから10年経って、私は18トリソミーの子を持つ家族を書くことになった。しかしテーマはまるで異なる。前作は「障害児の受容」がテーマだった。当時は私自身が、障害児の受容とはどういうことなのか十分に分かっておらず、話を聞く中で自分自身の生命倫理観が鍛えられていった。

　今回の作品は、「障害児の受容」というプロセスが、ご家族に最初から無い。笑さんは自分のことを「変わった人間」と何度も言っていたが、確かにそうかもしれない。だが、それは「少数派」という意味であり、障害児を最初から受容する親は、10年前に比べて明らかに増えている。

つい先日、千葉大学医学部附属病院の新生児科の教授に、13と18トリソミーの治療状況を尋ねてみた。できる限りのすべての治療を望む夫婦は3組に1組くらいとのことだった。数年前までは5組に1組だったというから、治療を希望する家族は確実に増えている。最近になって千葉県でもようやくトリソミーの子に対する心臓手術が始まったことが関係しているのかもしれない。

千葉で3組に1組なのだから、医療体制がより充実している東京などではこの割合はもっと高いだろう。いずれにしても、笑さんたちは「少数派」であっても決してレアな人たちではなく、特殊な体験を私は本にしたつもりはない。

夫婦の希ちゃんに対する愛情の深さには圧倒されるものがあった。これだけ重度の病気を複数持っている子もなかなかいないだろう。夫婦の気持ちを大事にしながら何度も難しい手術に挑戦し、在宅のケアにまで持っていった日赤医療センターの医療スタッフに対して、私には尊敬の念しかない。18トリソミーの子にここまで前向きに治療をしてくれる病院は、日本にはあまりないだろう（海外になるとさらにない）。

決して諦めない親の気持ちと、執念のように病気を治そうとする医師団の熱意には、話を伺っている途中で何度も胸が熱くなった。家族と医師団の気持ちはしっかりと読者のみなさんに届いただろうか。

特別養子縁組は、不妊治療の延長線上でその制度が語られることが多いが、ちょっと杓子定規に言えば、本来は子どもの福祉のための制度である。だから、障害児であっても受け入れることが条件になる。でも実際はそう簡単に話が進むことはないらしい。

笑さんたちは倫くんを受け入れたが、「仮に断ろうと思えばそれは可能なんですか」と質問してみた。それは可能というか、そういうケースは時々あるらしい。ただし断ってしまうと、約束違反になるので次の委託はなくなるという。障害児の委託は、あっせん団体の側も、養親の側もとても悩む問題ではないだろうか。

子どもには罪はない。そういう思いで、どんな子どもでも、どんな親の元で生まれた子でも受け入れようと決めた笑さんと航さんの夫婦は、本人たちは強く否定するものの、やはり大人として立派だと思う。私も20歳若かったらまねしてみたいと思うが、まねできるか正直なところ自信がない。

倫くんの成長をこれからも見届けていきたい。きっと親子でいろいろな壁にぶつかり、悩むだろう。健常な子だって、子どもの育ちには壁がたくさんある。倫くんの場合はなおさらであろう。でも、あのご夫婦ならばきっと乗り越えるだろうと私は確信している。

笑さんと航さんは、希ちゃんと出会い、倫くんと出会った。ご夫婦にとって子どもたちは奇跡の子と言ってもいいだろう。でも、倫くんから見たらどうだろうか。もし別の養親とマッチングされていたら？　委託を拒否されて、倫くんは乳児院へ行っていたかもしれない。

こういう書き方をすると、乳児院へ入所することを私が否定的に考えているように読者はとらえるかもしれない。その通りである。子どもは施設ではなく、特別養子縁組による育ての親や、里親のもとで育てられるのが理想である。そうすれば、子どもは養育者との間で信頼関係を結び、心身ともに健やかに育っていくのではないだろうか。

乳児院に行っていれば倫くんの人生は大きく変わっていただろう。倫くんの視点に立てば、笑さんと航さんは奇跡の人である。

この本を一緒に作り上げてくれた「新潮新書」編集部の門文子さんに心からお礼を申し上げたい。

2024年2月

本で溢れた大好きな自宅書斎にて　松永正訓

松永正訓　1961（昭和36）年東京都生まれ。千葉大学医学部卒業、小児外科医に。2006年、「松永クリニック小児科・小児外科」開業。『患者が知らない開業医の本音』『運命の子　トリソミー』等著書多数。

Ⓢ新潮新書

1033

ドキュメント　奇跡《きせき》の子《こ》
トリソミーの子《こ》を授《さず》かった夫婦《ふうふ》の決断《けつだん》

著　者　松永正訓《まつながただし》

2024年３月20日　発行

発行者　佐藤隆信

発行所　株式会社 新潮社

〒162-8711　東京都新宿区矢来町71番地
編集部（03）3266-5430　読者係（03）3266-5111
https://www.shinchosha.co.jp

装幀　新潮社装幀室

印刷所　株式会社光邦

製本所　株式会社大進堂

ISBN978-4-10-611033-7　C0247

価格はカバーに表示してあります。